コピーして使えるいきいき脳トレ遊び⑩

シニアの定番クイズ＆2択・3択・〇×クイズで楽しく脳トレ

脳トレーニング研究会 編

黎明書房

はじめに

この本は，とんちのきいたクイズや楽しい雑学クイズなどを集めた脳トレ本です。

今回は「二択・〇×クイズ」を多く収録しています。即断即決の判断力を鍛えることで，脳を活性化させましょう！　もし答えがわからなかったら勘で答えてみてください。選ぶこと自体が脳トレになります！

そして 100 歳になってもボケずに人生を楽しみましょう！

施設などでご利用の際は，コピーしてお使いください。

2023 年 1 月

脳トレーニング研究会

目 次

1 街に間違いさがしに行こう

問題 　街に間違いさがしに行くことが，大人気です。今日は，太郎さんが，街に間違いさがしです。電車に乗って行きました。さてどこがおかしいでしょうか。

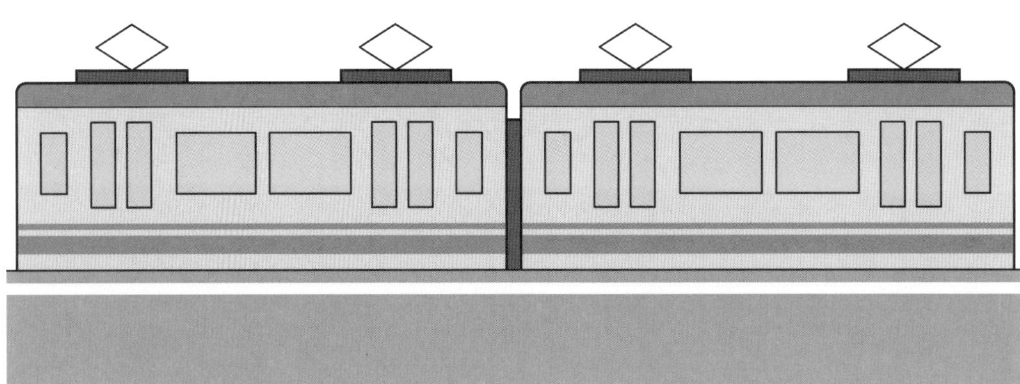

2

3

4

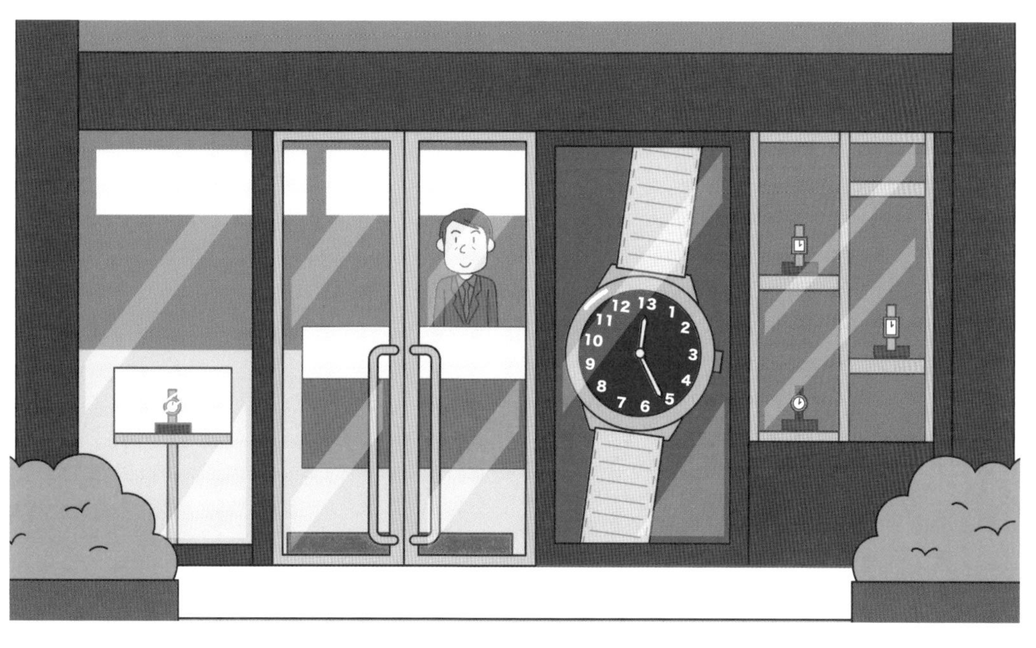

12 13 1 2 3 4 5 6 7 8 9 10 11

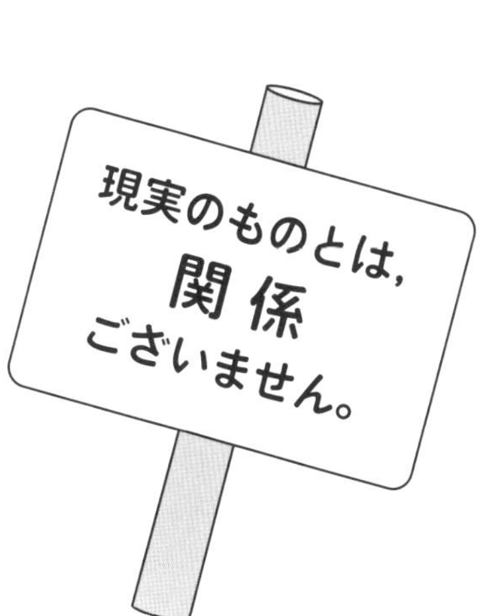

現実のものとは，
関係
ございません。

5

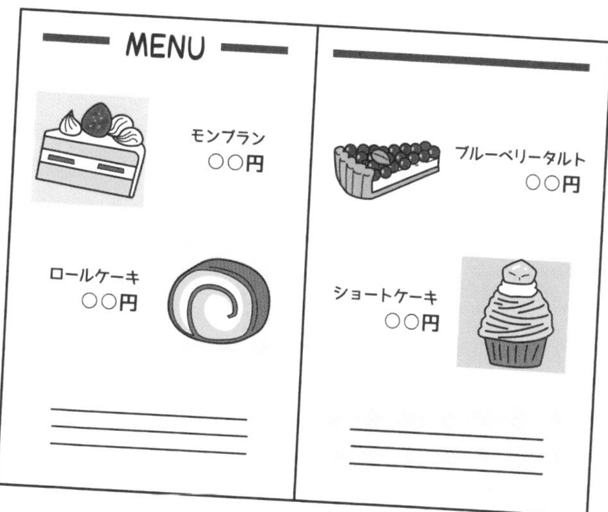

MENU
モンブラン
○○円
ブルーベリータルト
○○円
ロールケーキ
○○円
ショートケーキ
○○円

2 もじもじ間違い探し 似たもの漢字傑作編①

問題 　たくさんの漢字が並んでいます。その中で一字だけ違うものがあります。見つけてください。

①

各各各各各各各各各各
各各名各各各各各各各
各各各各各各各各各各
各各各各各各各各各各
各各各各各各各各各各
各各各各各各各各各各
各各各各各各各各各各

②

来来来来来来来来来来
来来来来来来来来来来
来来来来来来来来来来
来米来来来来来来来来
来来来来来来来来来来
来来来来来来来来来来
来来来来来来来来来来

③

塵塵塵塵塵塵塵塵塵塵
塵塵塵塵塵塵塵塵塵塵
塵塵塵塵塵塵塵鹿塵塵
塵塵塵塵塵塵塵塵塵塵
塵塵塵塵塵塵塵塵塵塵
塵塵塵塵塵塵塵塵塵塵
塵塵塵塵塵塵塵塵塵塵

④

三三三三三三三三三三
三三三三三三三三三三
三三三三三三三三三三
三三三三三三三三三三
三三三三三三三三三三
三三三三三三二三三三
三三三三三三三三三三

3 日本と世界の○×クイズ

問題　日本と世界のことを，○×クイズにしました。意外なこと，不思議なことが世界にはたくさんあります。

① 日本で一番人口の多い都道府県は東京都である。○か×か？

② 世界で一番人口が多いのはインドである。○か×か？

③ 世界で一番大きな湖は琵琶湖の100倍である。○か×か？

④ 本州はイギリスの本土のグレートブリテン島より大きい。○か×か？

⑤ 世界で一番小さい島は日本にある。○か×か？

⑥ イタリアの中には２つの国がある。○か×か？

⑦ 江戸時代にスエズ運河はすでにあった。○か×か？

⑧ 太平洋と大西洋を結ぶパナマ運河は大正時代にできた。○か×か？

⑨ 南太平洋の楽園タヒチはフランスの領土である。○か×か？

春の公園，間違い探し

問題

春の公園では，家族連れ，友達同士などが楽しそうにすごしています。右の絵と左の絵を見比べてください。まちがいが5つありあります。見つけてください。

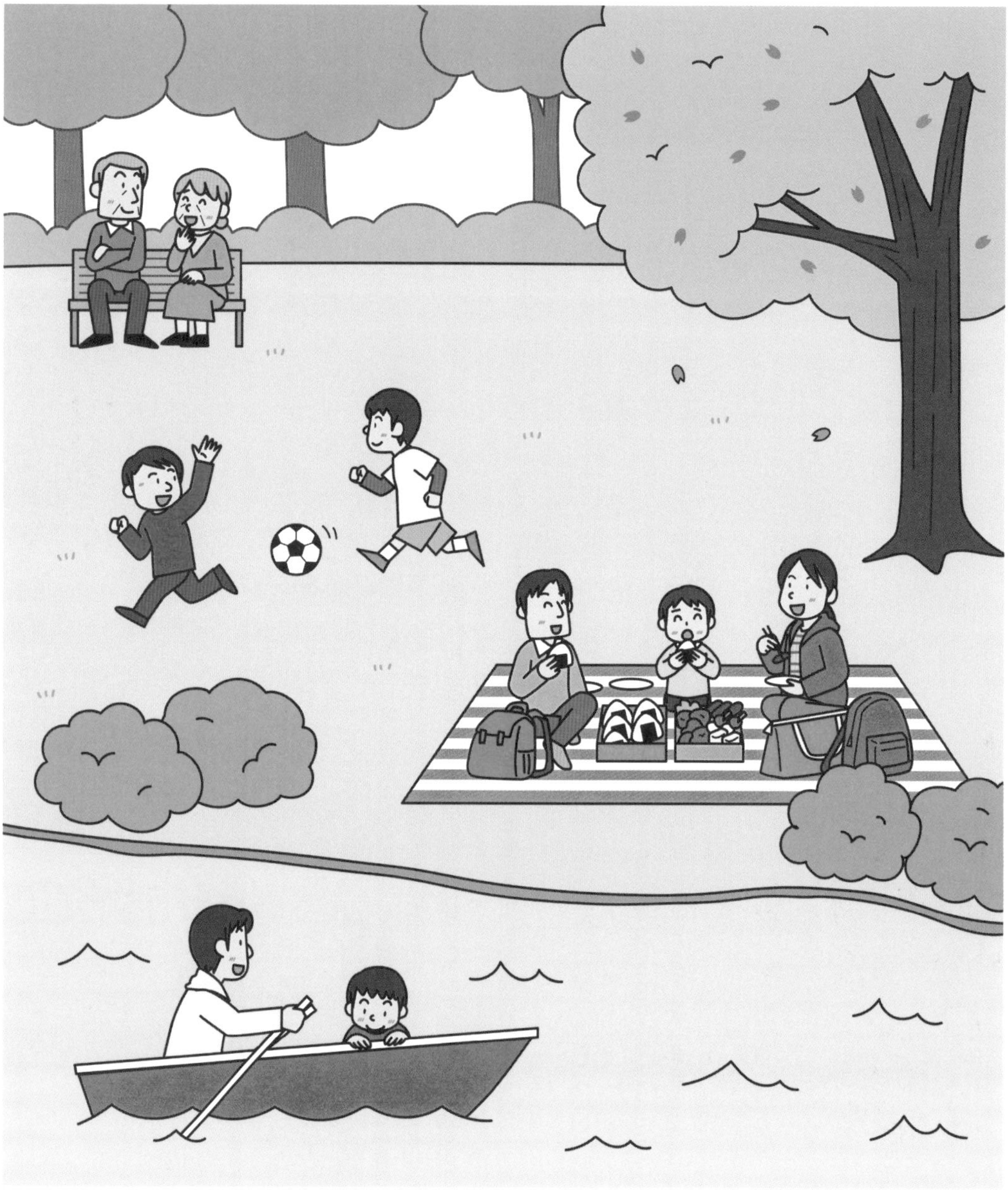

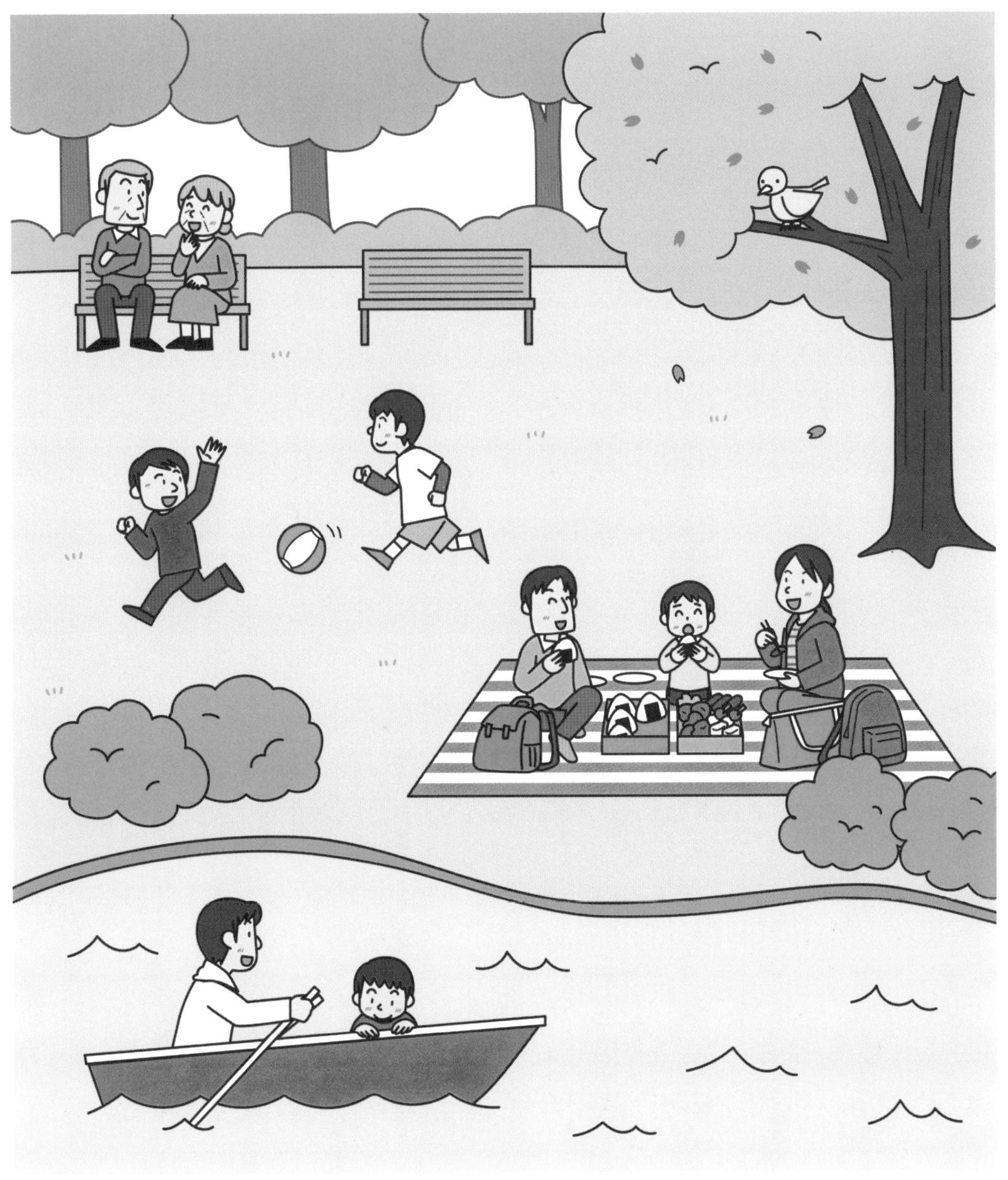

5

もじもじ間違いさがし 似たもの漢字傑作編②

問題　たくさんの漢字の中で一字だけ違うものがあります。見つけてください。

①

彼彼彼彼彼彼彼彼彼彼
彼彼彼彼彼彼彼彼彼彼
彼彼彼彼彼波彼彼彼彼
彼彼彼彼彼彼彼彼彼彼
彼彼彼彼彼彼彼彼彼彼
彼彼彼彼彼彼彼彼彼彼
彼彼彼彼彼彼彼彼彼彼

②

東東東東東東東東東東
東東東東東東東東東東
東東東東東東東東東東
東東東東東東東東東東
東東東東東東束東東東
東東東東東東東東東東
東東東東東東東東東東

③

販販販販販販販販販販
販販販販販販販販販販
販販販販販販販販販販
販販販販販販販販販販
販販服販販販販販販販
販販販販販販販販販販
販販販販販販販販販販

④

予予予予予予予予予予
予予予予予予予予予予
予予予予予予予予予予
予予予予予予予予矛予
予予予予予予予予予予
予予予予予予予予予予
予予予予予予予予予予

6 漢字で書くとどうなるか？ ○×クイズ

問題　あれどっちだったろうと思わず腕組みしてしまう漢字の問題です。○か×か答えてください。

① 動物の「ゾウ」は，象と書く。○か×か？

② 「大モンダイ」のモンダイは，門題と書く。○か×か？

③ 「センモン家」のセンモンは，専問と書く。○か×か？

④ 「ゲンキン」なやつのゲンキンは，現金である。○か×か？

⑤ 「入学試ケン」のケンは，検定の検である。○か×か？

⑥ 値段を安くする意味の「ベンキョウ」は，勉強と書く。○か×か？

⑦ 「おふくろ」のふくろは，袋と書く。○か×か？

⑧ 「ごキ嫌(げん)よう！」のキは，「お元気ですか？」の気である。○か×か？

⑨ 「留守バン」のバンは，一番の番である。○か×か？

⑩ 「カタログ」は，漢字で型録と書く。○か×か？

7 お笑い判じ絵

問題　江戸時代に流行った判じ絵の新作です。どう読むのでしょう。とんちで答えてください。

1

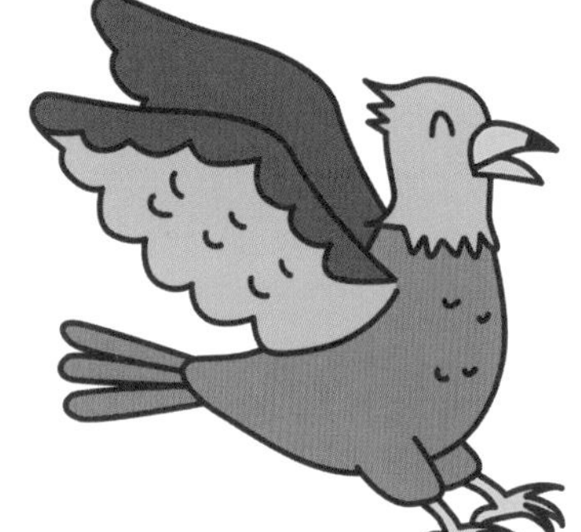

2

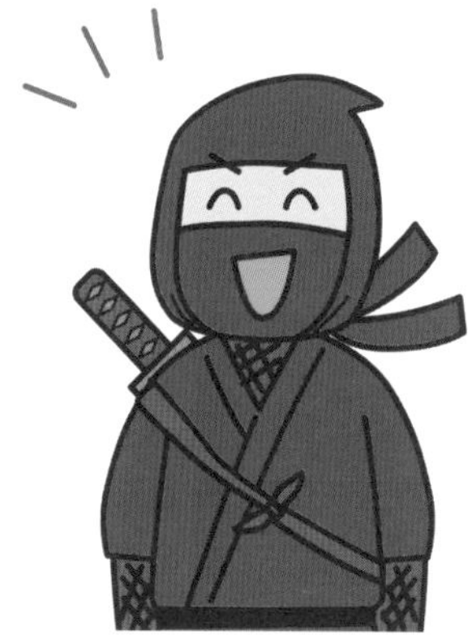

3

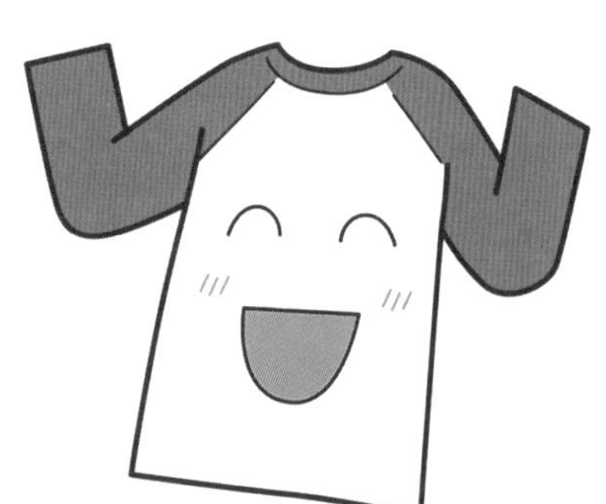

4

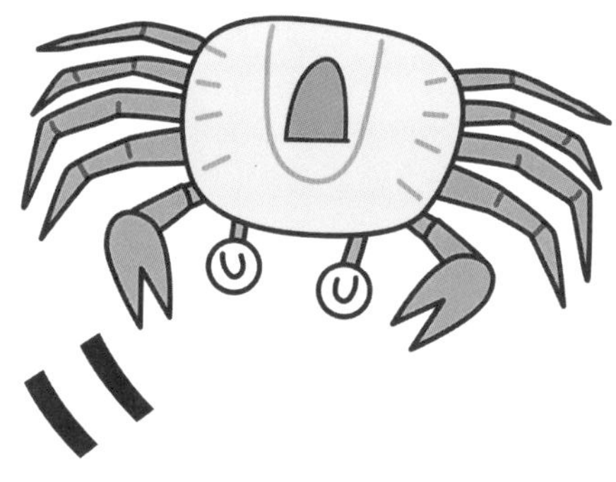

8 おなじグループ探し

問題　色々なものがグループを作っています。見本とおなじグループを探してください。２つあります。

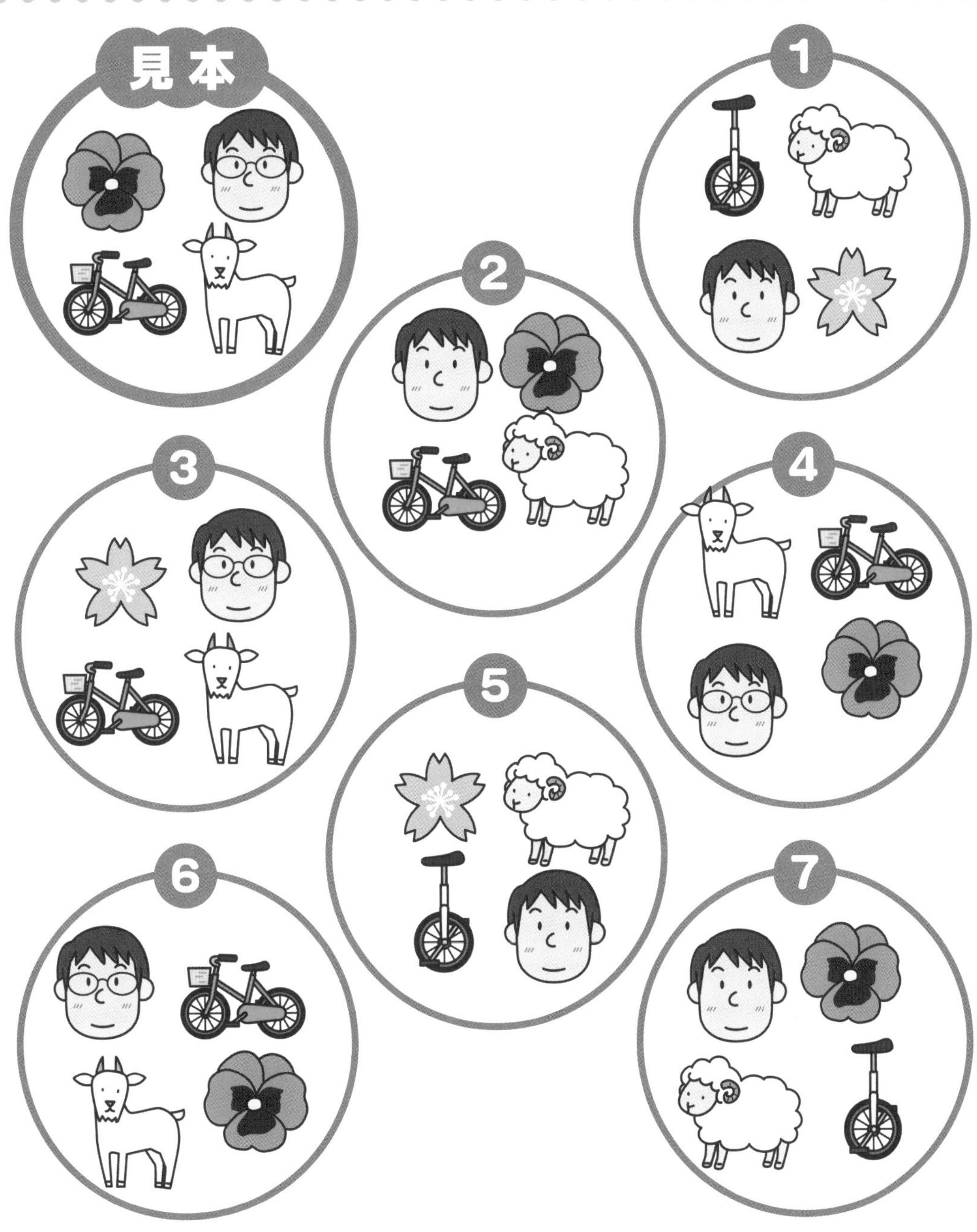

9 この漢字はどう読むか？二択クイズ

問題　読み方がちょっと難しい漢字を10集めました。ア，イから選んでください。

① 予め
ア　はじめ
イ　あらかじめ

② 絡まる
ア　からまる
イ　あつまる

③ 拵える
ア　あつらえる
イ　こしらえる

④ 凋む
ア　しぼむ
イ　すくむ

⑤ 零れる
ア　あふれる
イ　こぼれる

⑥ 埃及
ア　エジプト
イ　ジンバブエ

⑦ 独活
ア　ウド
イ　ミモザ

⑧ 落葉松
ア　エゾマツ
イ　カラマツ

⑨ 鯊
ア　ハゼ
イ　ジャコ

⑩ 存える
ア　ながらえる
イ　おとろえる

10 歴史どっちクイズ

問題　歴史上，有名なことをクイズにしました。わからなかったら，えい！　やっ！　と決めてください。

①　豊臣秀吉と大久保彦左衛門，名古屋で生まれたのはどっち？

②　親鸞（しんらん）と空海（くうかい）（弘法大師），中国へ渡ったのはどっち？

③　弥生時代と縄文時代，早いのはどっち？

④　長生きで有名な八百比丘尼（やおびくに）と武内宿禰（たけのうちのすくね），長く生きた方はどっち？

⑤　聖徳太子と平賀源内，竹トンボを発明したと言われるのはどっち？

⑥　清少納言と紫式部，かき氷を食べたと言っているのはどっち？

⑦　藤原道長（ふじわらのみちなが）と菅原道真（すがわらのみちざね），学問の神様はどっち？

⑧　徳川家康と徳川光圀（とくがわみつくに），水戸黄門はどっち？

⑨　芭蕉と日蓮，佐渡島に行ったことのあるのはどっち？

11 線引き遊び

問題　どんぐりがたくさん地面に落ちています。同じ数になるように線を引いて四つにわけてください。形や色は気にしなくて大丈夫です。答えはいくつもあります。

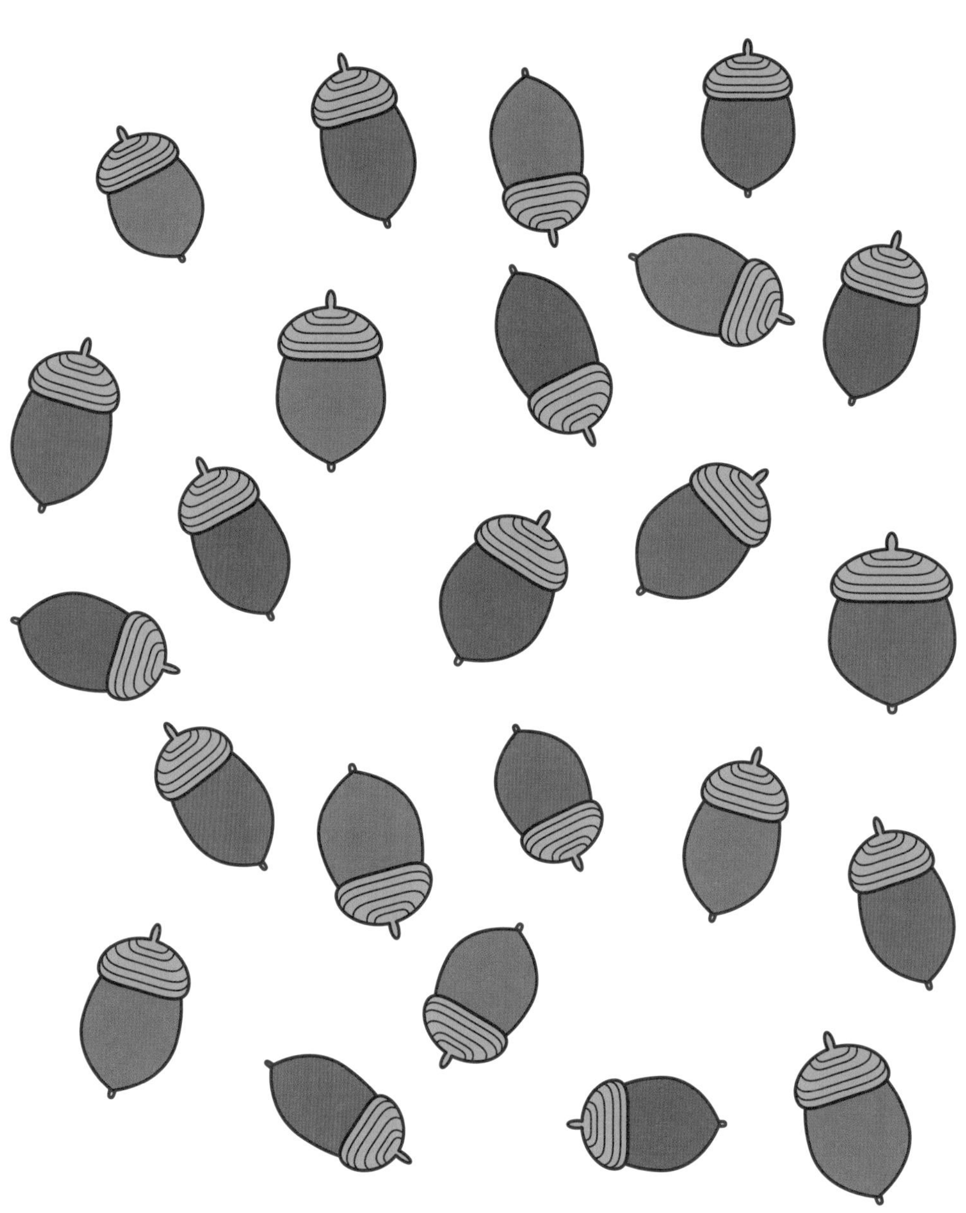

12 雪の日の重要文化財落書き事件

問題　Ａさん宅で落書き事件が発生しました！　いったいどのようなトリックを使ったのでしょうか。皆さんも自由に推理して，真相を突き止めてください。

Ａさんの家は旧家です。重要文化財の立派な白壁の土蔵があります。その白壁に，なんと落書きされていたのです。骨がバッテンになった海賊船の髑髏（どくろ）のような絵です。

Ａさんの家は，川の中州にあります。土蔵の前の橋を渡らなければ行けません。橋には，朝の４時ごろまで降っていた雪が積もっていました。その雪には足跡はありませんでした。

Ａさんが５時ごろ厠の窓から土蔵の方を見て発見したのです。

重要文化財ですので，すぐに警察に通報しました。

Ｗ警部が６時に現れました。警部は，橋から土蔵に連なっている小さな丸い穴に着目しました。

Ｗ警部は，やがて向こう岸に住んでいるＢを逮捕しました。

Ｗ警部は，なぜＢを逮捕したのでしょう？　そして，あの小さな丸い穴はなんだったのでしょうか？

自由に推理してください。

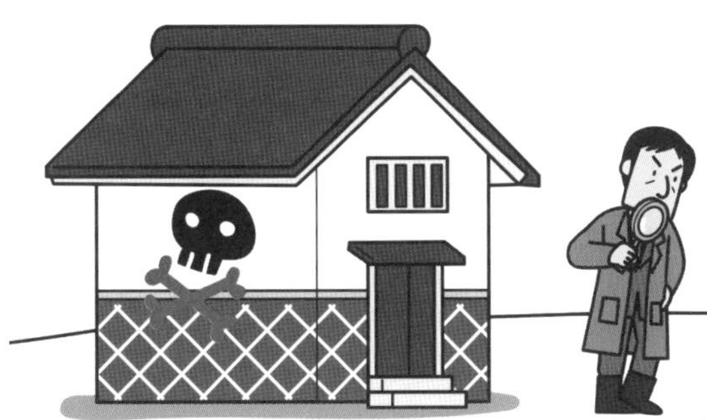

13 この図形どっちが大きいか？

問題　ＡとＢの二つの図形があります。さて，どっちが大きいでしょうか。直感で当ててください。

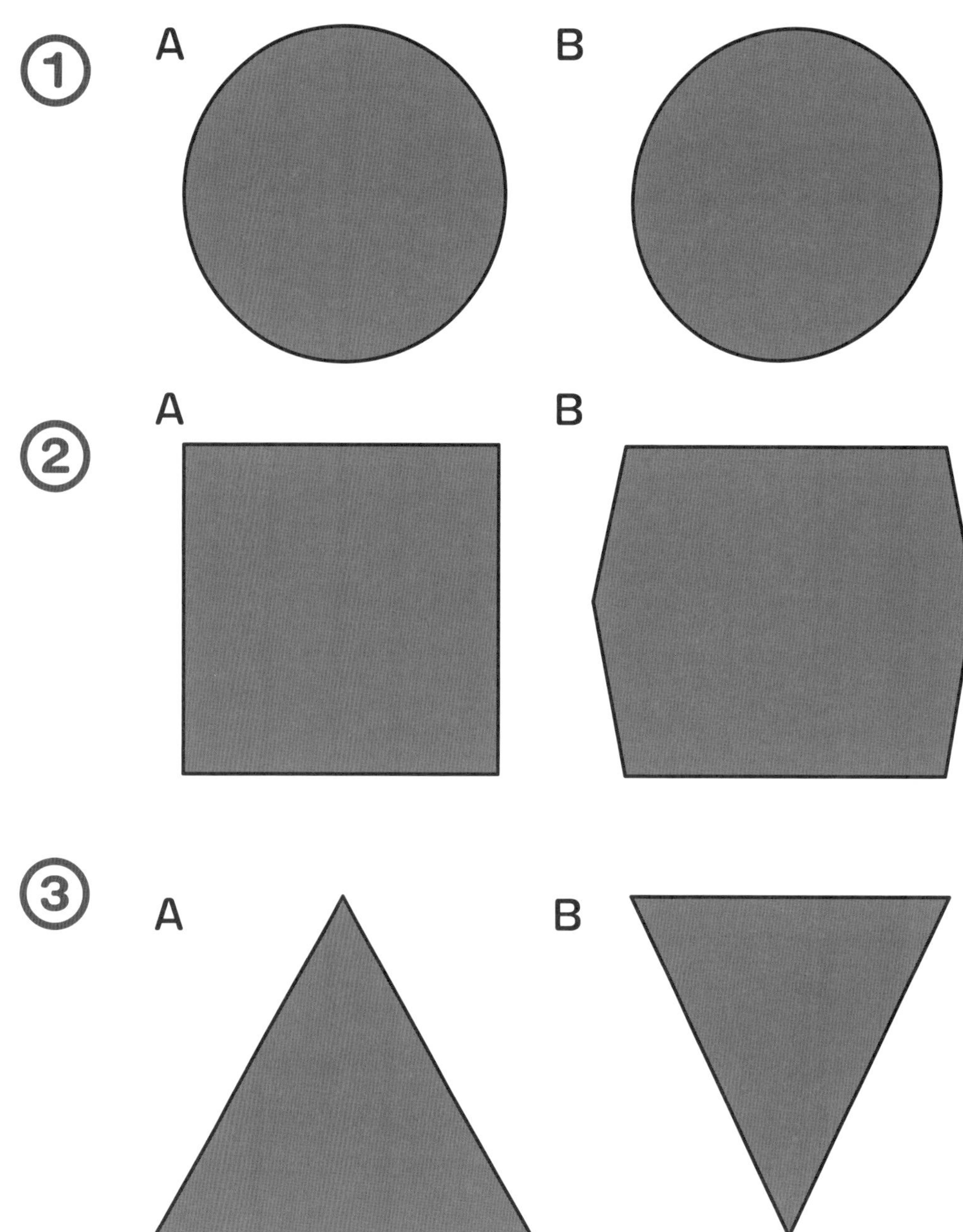

14 クロスワードパズル 総合編・初級

問題 クロスワードパズルは，語彙力を維持し，高めるのにもってこいの言葉遊びです。まずは，初級からお楽しみください。□のところをつなぐと，ある年齢になります。

1		2	■	3
	■	4	5	
6	7	■		■
8		9		10
■	11		■	

タテの鍵

1　お口を開けてください。
2　水辺。
3　虫除けの網
5　○○○は絶対厳禁。
7　とぎれ。○○○なく。
9　水をきります。
10　胡蝶○○。

ヨコの鍵

1　伝えたいことを書きます。
4　物を預けお金を貸ります。
6　味を見るところ。
8　花びらがいくつも重なっています。
11　合っていれば○○。

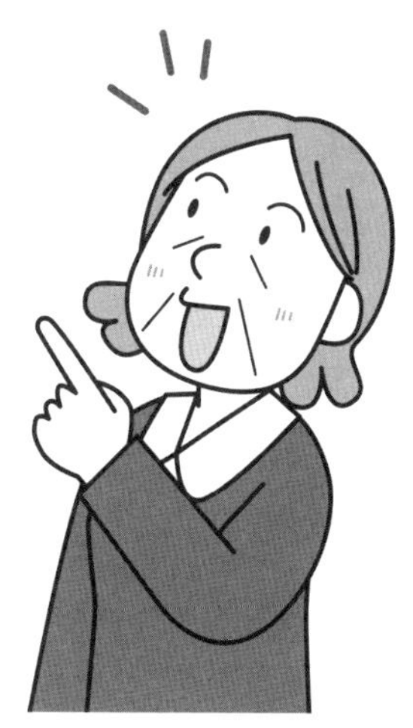

15 漢字クロスワードパズル初級

問題　下の□の中の漢字を一度ずつ使って，意味が通じるように空いているマスを埋めてください。全ての漢字を１回使います。

有		観		地
	■		■	
鉄		■		学
	路			■
■		■	故	

障　工　道　光　理　事
網　察　無　刺　名　線

16 有名四字熟語○×クイズ

問題　よく使う四字熟語を 10 集めました。漢字の使い方が間違っているものがあります。○×で答えてください。

① 絶対絶命

② 四面楚歌（しめんそか）

③ 危機一発

④ 思離滅裂

⑤ 驚天動地

⑥ 不撓不屈（ふとうふくつ）

⑦ 快投乱麻

⑧ 奇想天外

⑨ 多岐亡羊

⑩ 一神不乱

17 面白どっちクイズ

問題　二つの内，問いの答はどっちでしょう。すばやく答えてください。誰かが，読み上げて遊ぶと面白いです。

① ダイヤとタイヤ，身に着けたいのはどっち？

② ペンとパン，食べられるのはどっち？

③ 明日と昨日，過去はどっち？

④ 犬と猫，ニャーと鳴くのはどっち？

⑤ 鯛と鯉，海に住むのはどっち？

⑥ オーストリアとオーストラリア，広いのはどっち？

⑦ 南久留米市と東久留米市，本当にあるのはどっち？

⑧ ゾウとキリン，首の長いのはどっち？

⑨ ワニとカニ，怖いのはどっち？

⑩ イカとタコ，足が多いのはどっち？

⑪ サメとシャチ，魚はどっち？

18 有名三字熟語〇×クイズ

問題　よく使う三字熟語を10集めました。漢字の使い方が間違っているものがあります。〇×で答えてください。

① 有頂点（うちょうてん）　② 浅知恵

③ 色目鏡　④ 合言葉

⑤ 一辺倒　⑥ 茶山花

⑦ 鯛公望　⑧ 千鳥足

⑨ 相愛傘　⑩ 有名人

19 十字二字熟語パズル

問題　例のように真ん中に漢字１字を入れて，二字熟語を４つ作ってください。読む方向は，例のように矢印に従ってください。

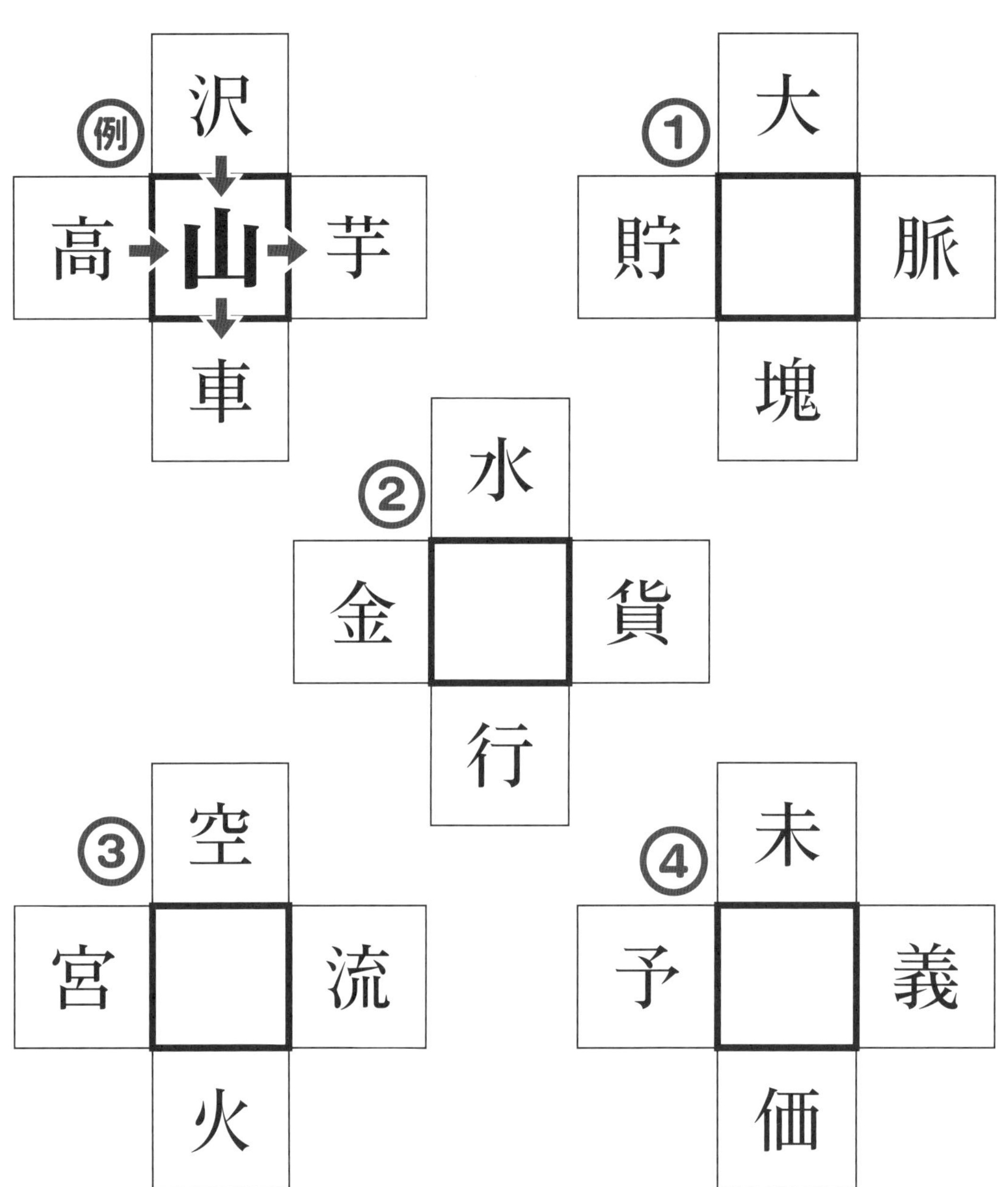

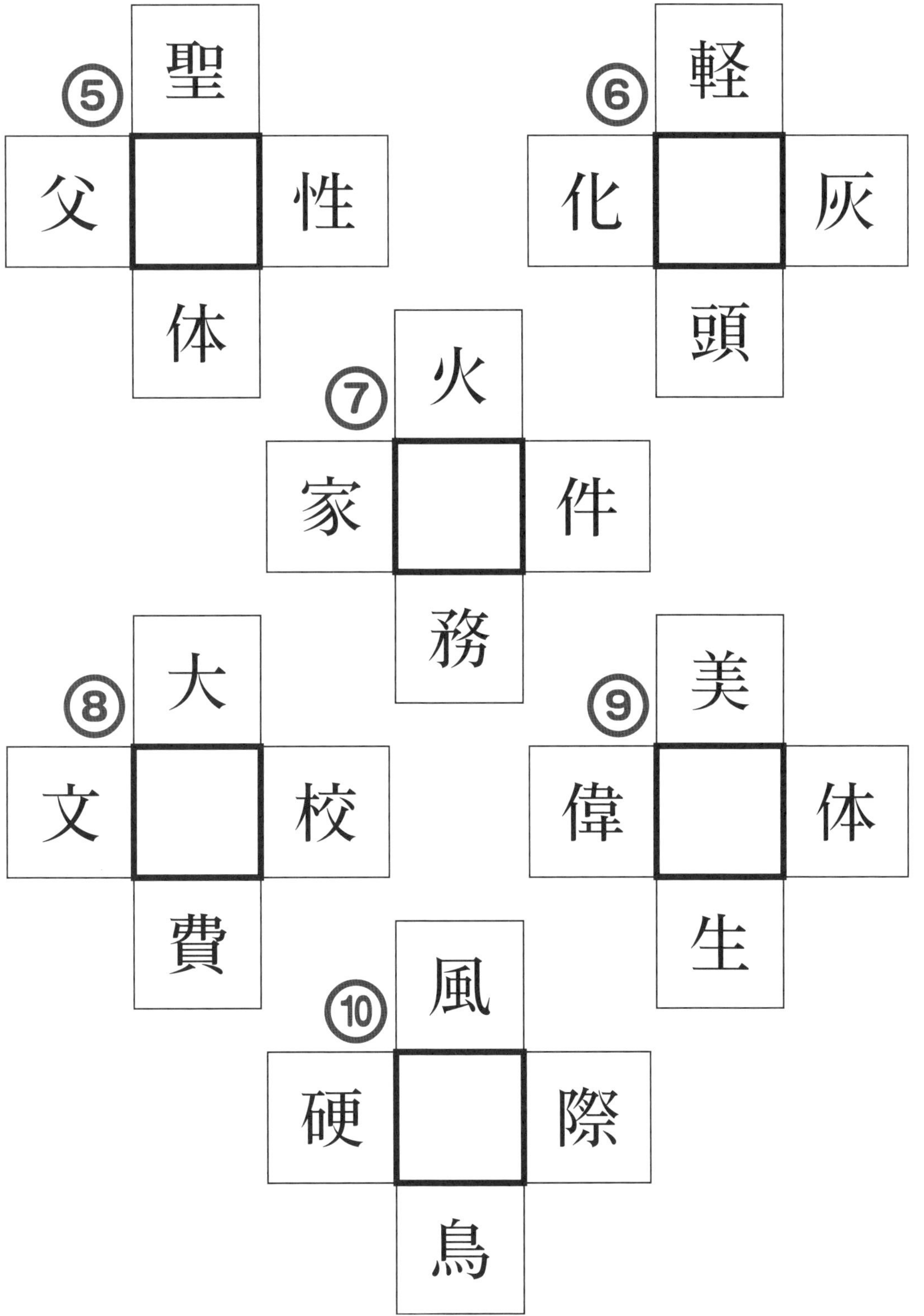
⑤
聖
父
性
体
⑥
軽
化
灰
頭
⑦
火
家
件
務
⑧
大
文
校
費
⑨
美
偉
体
生
⑩
風
硬
際
鳥

20 二文字言葉パズル

問題　空いているマスにかなを一字入れて，二文字言葉を一度に2つ作ってください。答えはいくつもあります。どんどんやって，頭を活性化してください。

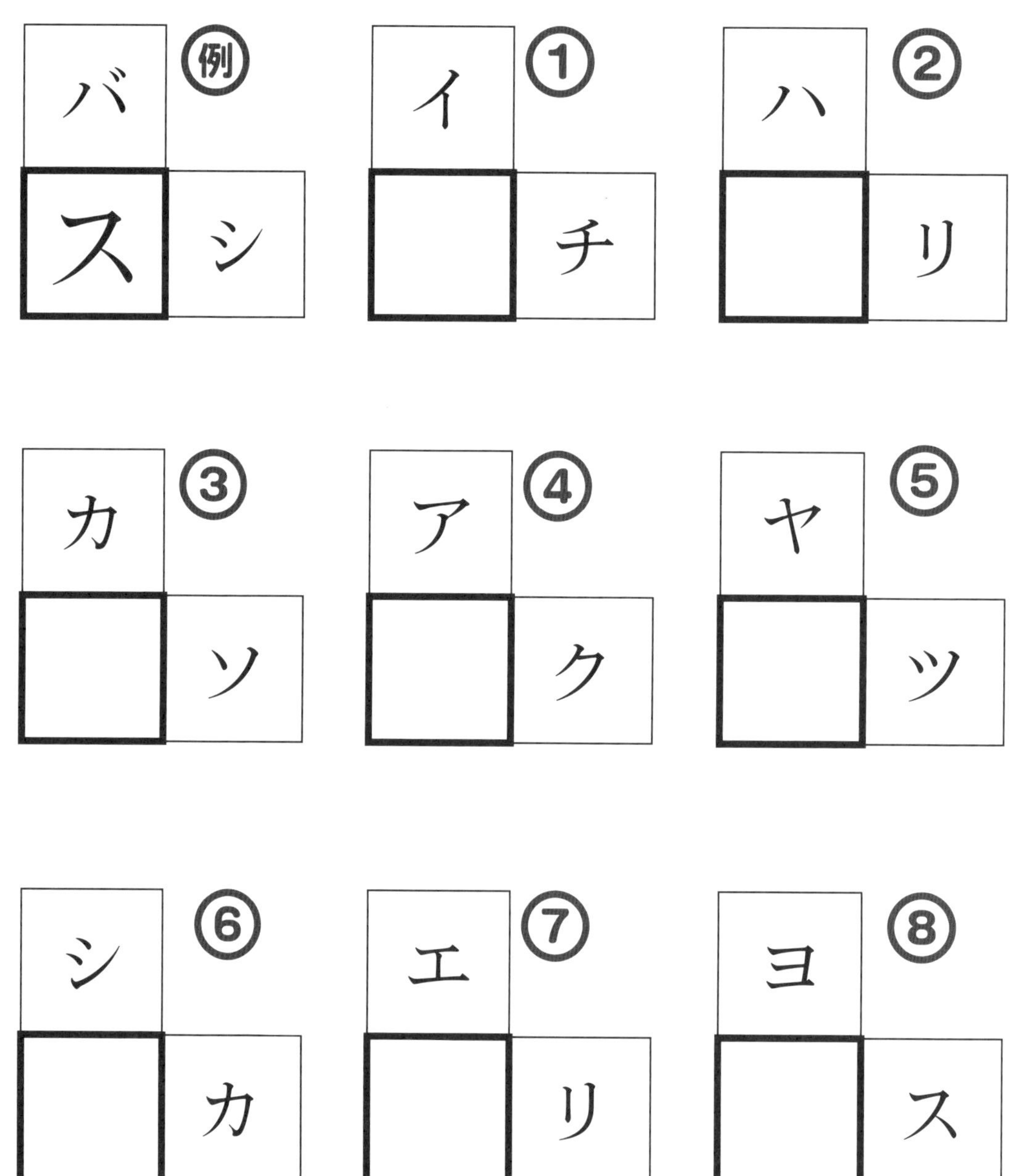

21 面白どっちクイズ②

問題　二つの内，問いの答えはどっちでしょう。すばやく答えてください。誰かが読み上げて遊んでも面白いです。

① なべとかべ，火に掛けるものは，どっち？

② 京都と奈良，古いのは，どっち。

③ カメラとカメ，写すのは，どっち？

④ 金と銀，重いのは，どっち？

⑤ ついたり，ともったりしている電球と，ついたりきえたりしている電球と，電気をたくさん使うのはどっち？

⑥ 陸地と海，広いのは，どっち？

⑦ きつねうどんとたぬきうどん，あぶらあげの入っているのは，どっち？

⑧ 北名古屋市と北大阪市，ほんとにあるのは，どっち？

⑨ 電車と自転車，こがなくてもよいのは，どっち？

⑩ パリとバリ，エッフェル塔のあるのは，どっち？

22 かんたん漢字クイズ

問題　□の中には，同じ言葉が入ります。どんな言葉が入るでしょう。２つの言葉から選んでください。

① □を得た魚のようだ。
□ももらさぬ警備。　（ア 足　イ 水）

② □橋を叩いて渡る。
□頭。　（ア 石　イ 鉄）

③ 猫の□も借りたい。
□拍子。　（ア 子　イ 手）

④ 手も□も出ない。
□踏み状態。　（ア 足　イ 目）

⑤ □八丁手八丁。
□車に乗る。　（ア 口　イ 肩）

⑥ □が回らない。

□を洗って出直す。 （ア 臼 イ 首）

⑦ □折り数える。

□切りげんまん。 （ア 紙 イ 指）

⑧ □は口ほどに物を言う。

弱り□に祟（たた）り□。 （ア 目 イ 歯）

⑨ □にたこができる。

□寄りな話。 （ア 耳 イ 鼻）

⑩ □が減っては軍（いくさ）はできぬ。

□八分目。 （ア 舌 イ 腹）

⑪ 腹に一物，□に荷物。

□景。 （ア 舟 イ 背）

23 私は誰でしょう

問題　今から３つのヒントをだします。何か当ててください。

①
1　電気で動きます。
2　吸い込みます。
3　きれいにします。

②
1　ものを入れます。
2　引っ張り出します。
3　引っ込めます。

③
1　歯があります。
2　音が響きます。
3　足を載せます。

④
1　開けたり，閉めたりします。
2　出入りには使いません。
3　時には風が通ります。

⑤
1　めくります。
2　小さくても世の中のことが詰まっています。
3　紙でできています。

⑥
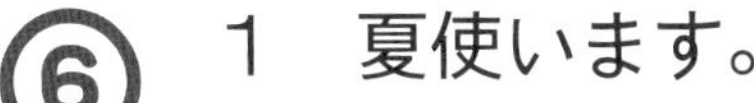
1　夏使います。
2　骨があります。
3　とってがあります。

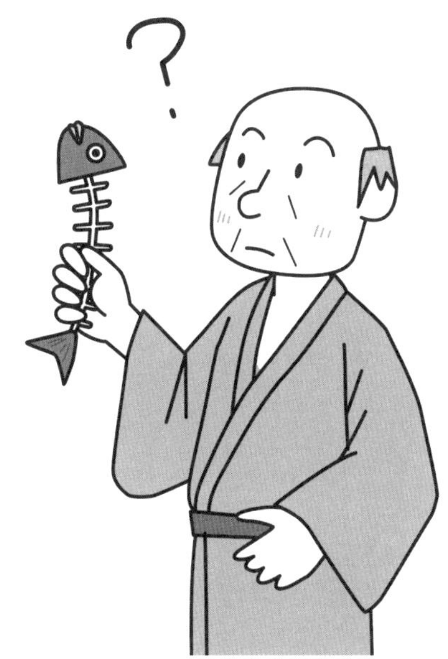

⑦
1　棒です。
2　削って使います。
3　字を書きます。

⑧
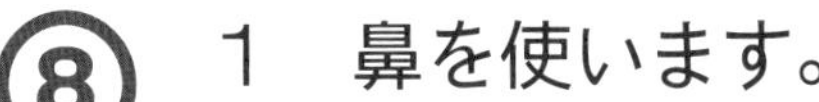
1　鼻を使います。
2　耳を使います。
3　目を使います。

⑨
1　耳を使います。
2　鼻をふさぎます。
3　口をふさぎます。

⑩
1　骨があります。
2　さえぎります。
3　差します。防ぎます。

⑪
1　羽があります。
2　お祭りでよく売られます。
3　まわります。

24 言い間違いクイズ

問題　花子さんと太郎さんは，言い間違いの名人です。①から⑧の言い間違いを直してあげてください。

① 花子「太郎さん,あなた先月,俳句の大会で入選して鼻長々だったわね。」

② 太郎「花子さんは，Ａ子さんとよいトンビだね。」

③ 花子「とんびもない！　私が仲が良いのは，Ｋ子さんよ。」

④ 太郎「花子さんごひいきのサッカーチームが連勝だね。僕の方は連敗だ。まいまいしいなあ。」

⑤ 花子「太郎さん，あなたは昨日，引っ越しででんでんだいこだったそうね。」

⑥ 太郎「花子さんはこの前のバーゲンで最後に残ったものを買って大成功だったね。掘り出し物には福があるね。」

⑦ 花子「太郎さんは，いいゆかげんね。いつも適当なことを言ってごまかして。」

⑧ 太郎「花子さんにぴしゃっと言われて，耳がかゆいよ。」

25 面白どっちクイズ③

問題　二つの内，問いの答えはどっちでしょう。すばやく答えてください。誰かが読み上げて遊んでも面白いです。

① 鳥とちり取り，飛ぶのはどっち？

② ちゃわんとどんぶり，大きいのはどっち？

③ 電車と電話，走るのはどっち？

④ 天丼とカツ丼，てんぷらはどっち？

⑤ ぼたもちとしりもち，食べられるのはどっち？

⑥ グーとパー，勝つのはどっち？

⑦ 夏至と冬至，夜の長いのはどっち？

⑧ カバとイルカ，海にいるのはどっち？

⑨ 漢字の森と林，木が多いのはどっち？

⑩ カブトムシと蜘蛛（くも），足の多いのはどっち？

26 点つなぎを楽しもう①

問題　点を１～85まで順番につないでください。さあ何が出て来るでしょうか。

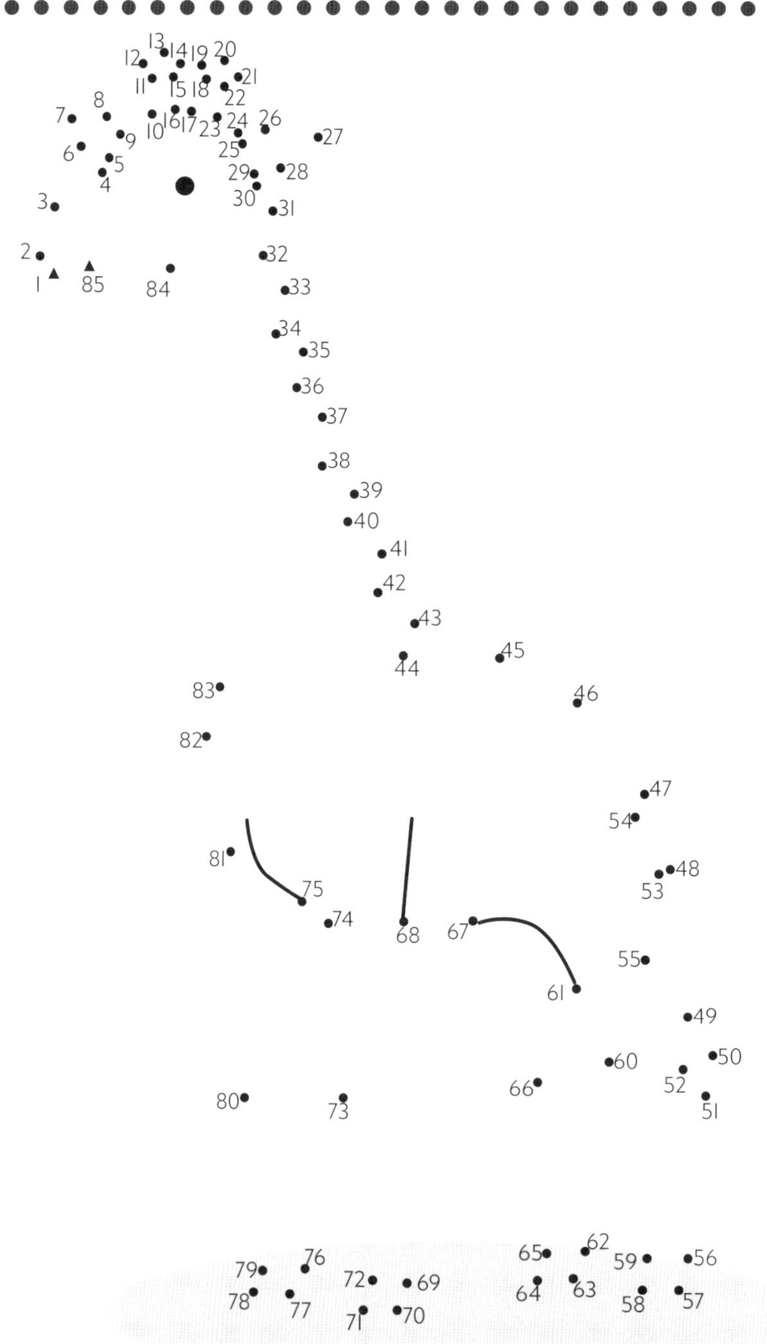

27 点つなぎを楽しもう②

問題　点を１～111 まで順番につないでください。さあ何が出て来るでしょうか。

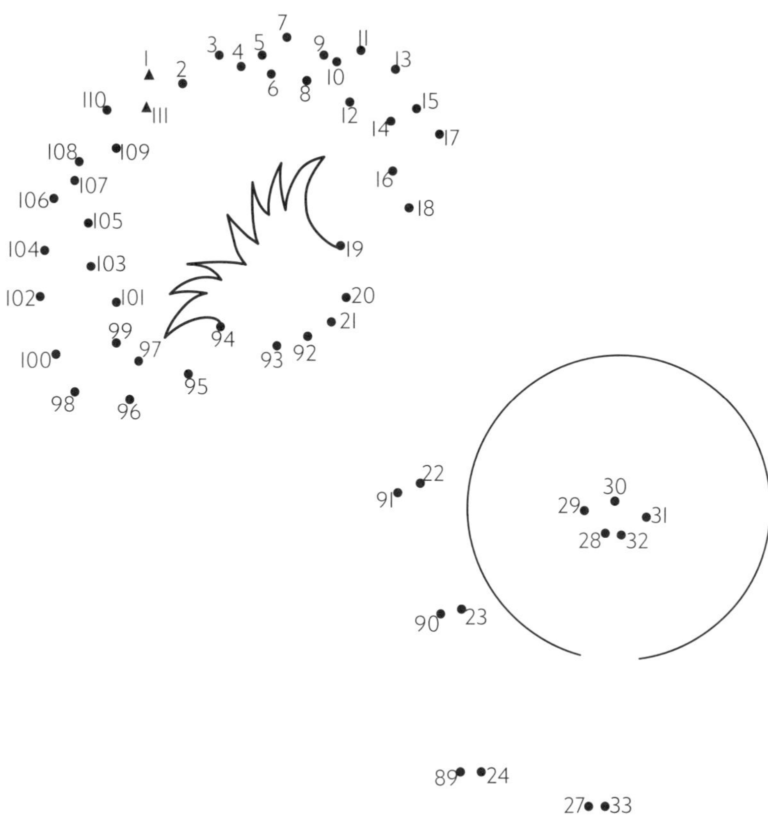

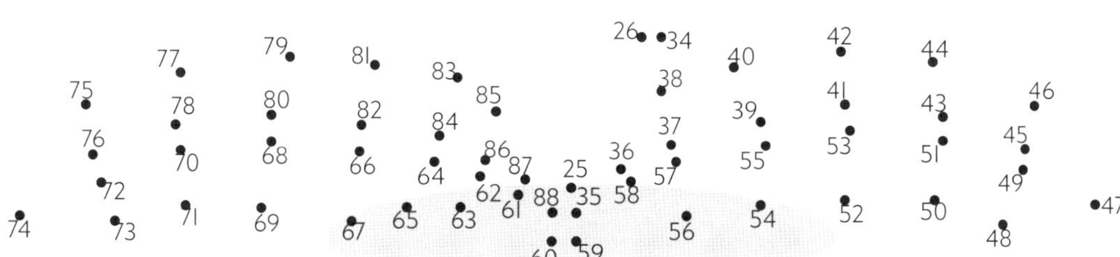

28 三字熟語十字パズル

問題　人気のパズルです。縦横３字ずつが十字になっています。真ん中の空いたマスに漢字１字を入れて，縦横，意味が通じるようにしてください。ヒントはありません。頑張って。

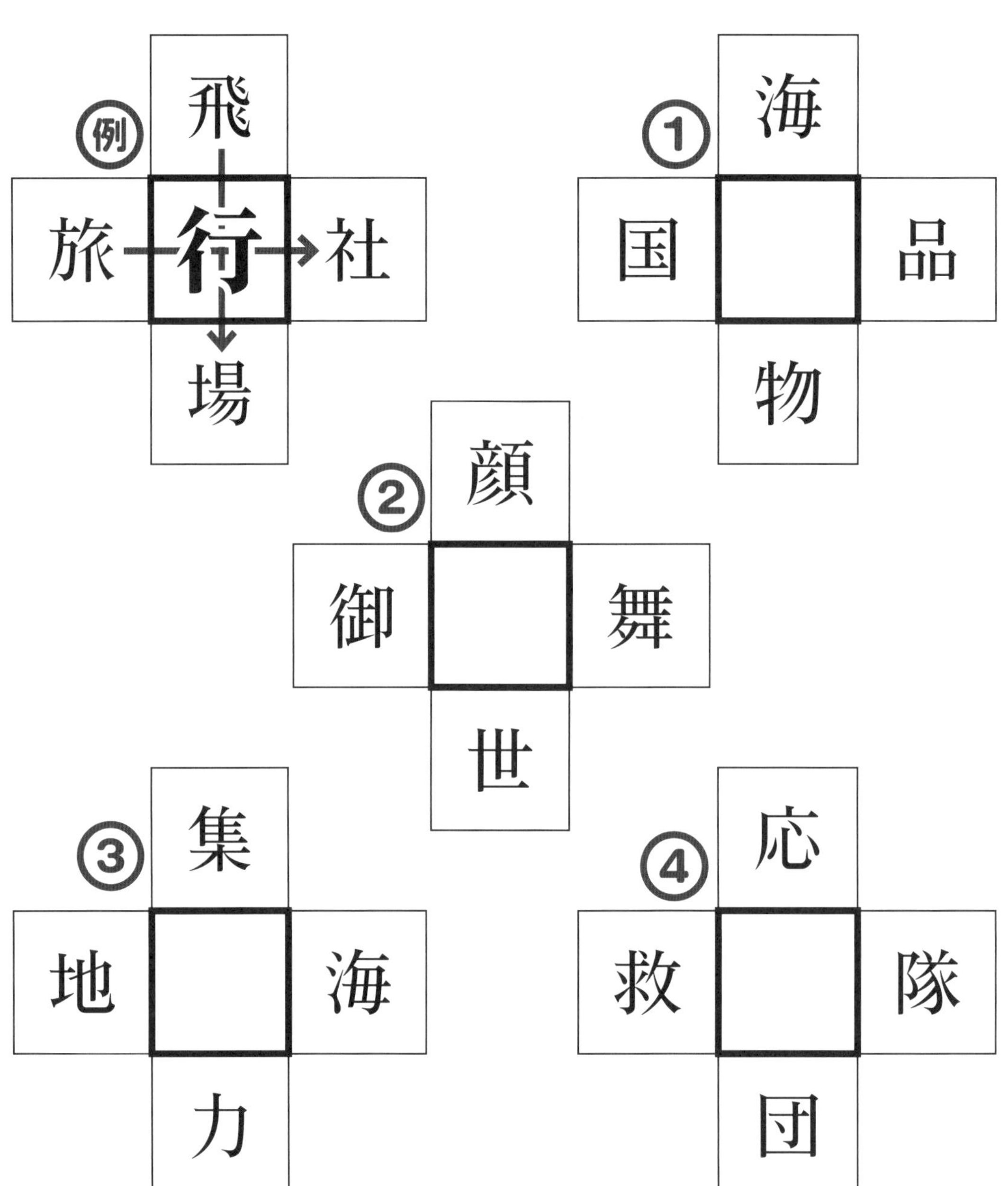

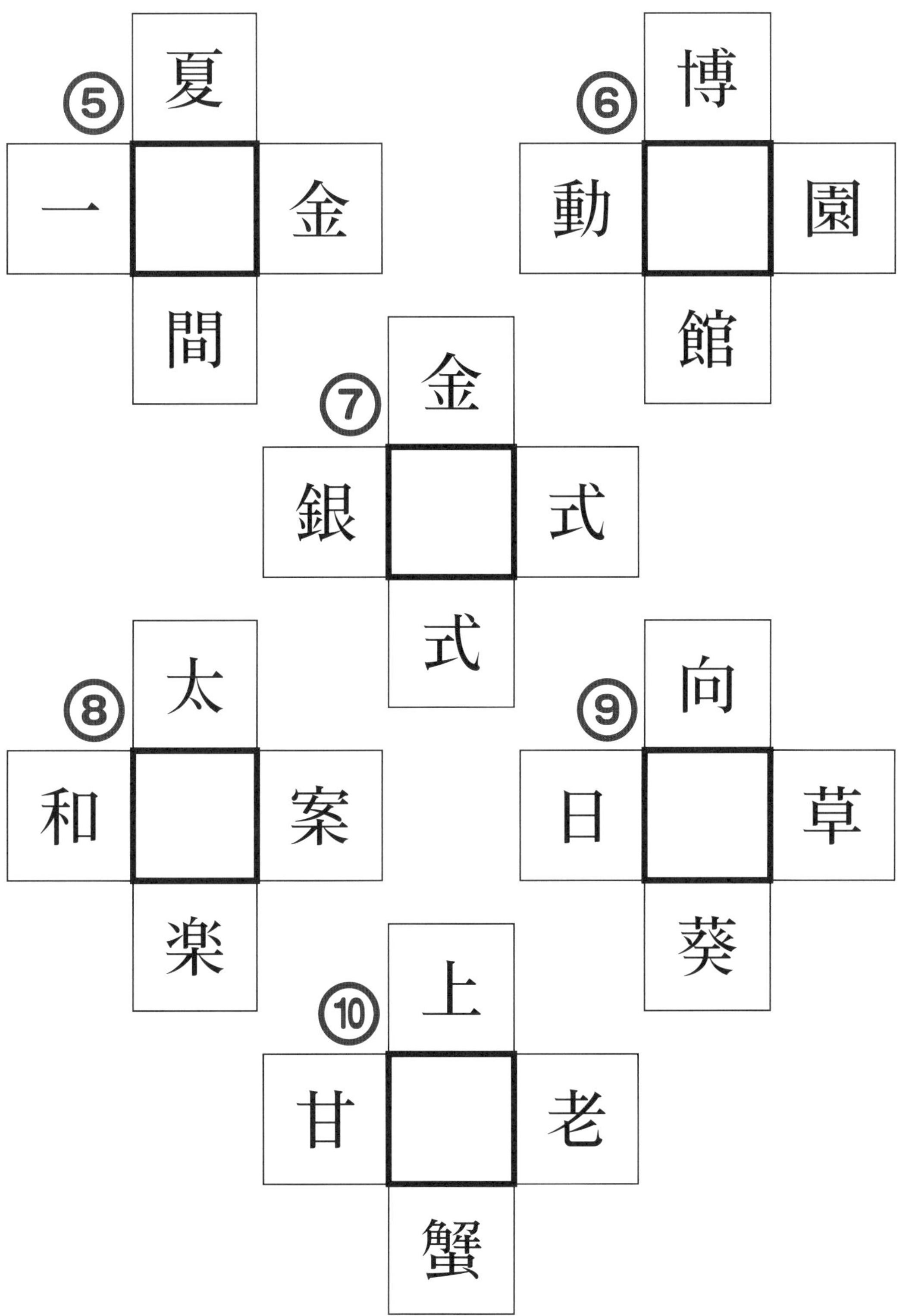
⑤
夏
一
金
間
⑥
博
動
園
館
⑦
金
銀
式
式
⑧
太
和
案
楽
⑨
向
日
草
葵
⑩
上
甘
老
蟹

29 おなじもの探し①

問題　眼鏡には，似たようなものがいっぱいあります。見本と同じものを探してください。2つあります。

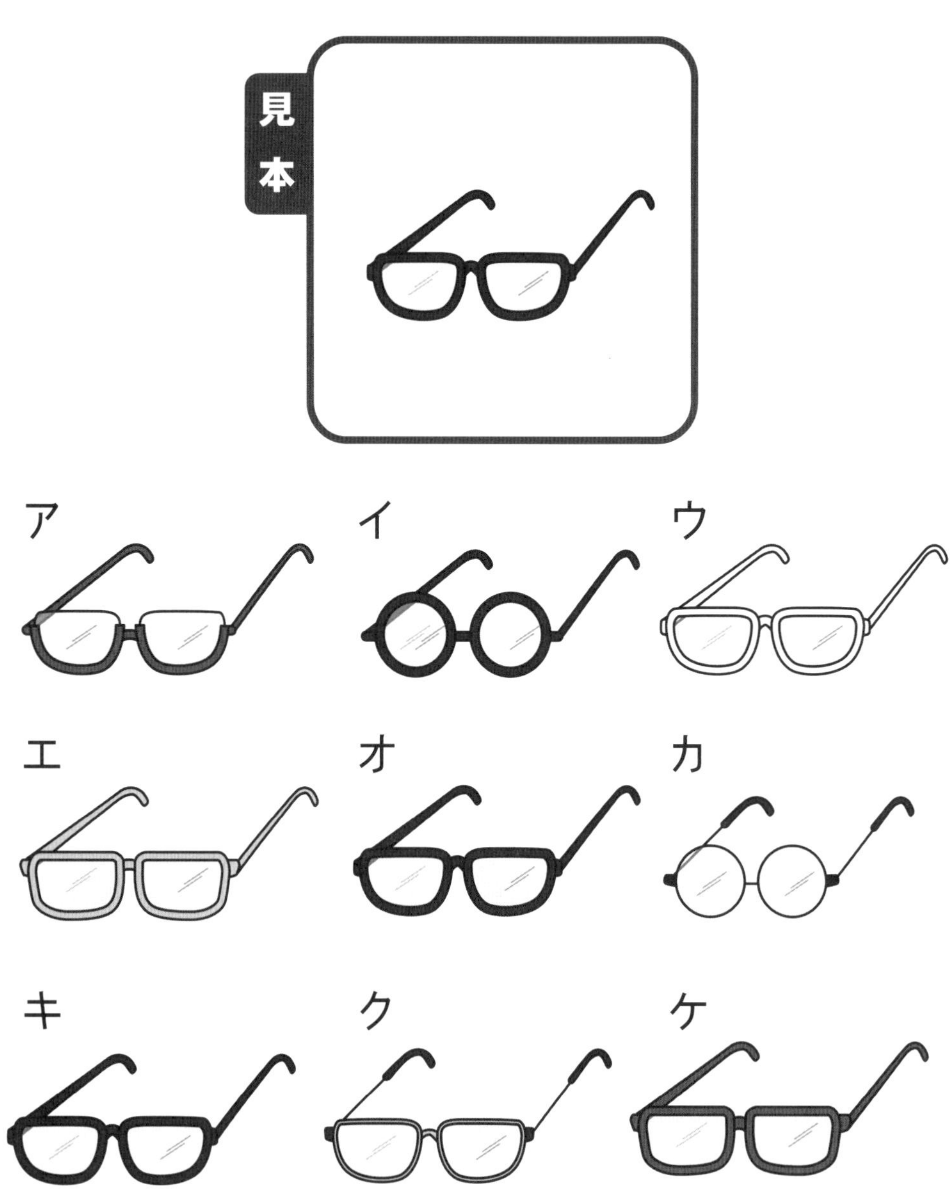

30 おなじもの探し②

問題　宝石はよく似たものがいっぱいあります。見本と同じものを探してください。２つあります。

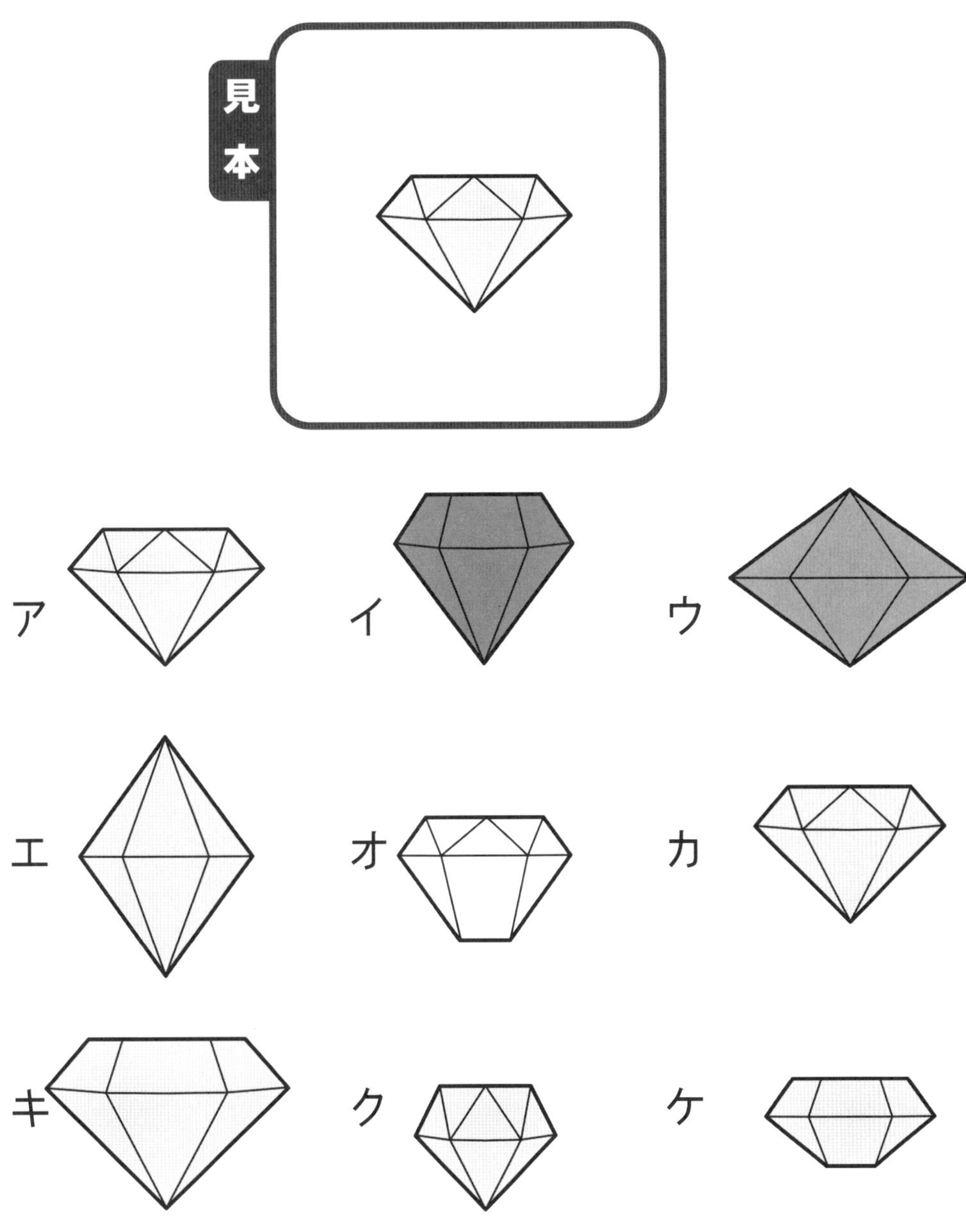

31 入道雲の数え方は？

問題　日本語は，ものによって，数え方が違います。では，次のものは，どのように数えるのでしょう。ア，イから正しい方を選んでください。

① **ホームラン**
（ア 本(ほん)　イ 飛(ひ)）

② **箸**
（ア 組(くみ)　イ 膳(ぜん)）

③ **豆腐**
（ア 丁(ちょう)　イ 角(かく)）

④ **入道雲**
（ア 座(さ)　イ 峰(みね)）

⑤ **タンス**
（ア 箱(はこ)　イ 棹(さお)）

⑥ **シャツ**
（ア 枚(まい)　イ 着(ちゃく)）

⑦ **靴**
（ア 靴(くつ)　イ 足(そく)）

⑧ **お札**
（ア 枚(まい)　イ 札(さつ)）

⑨ **椅子**
（ア 台(だい)　イ 脚(きゃく)）

⑩ **茶碗と茶托のセット**
（ア 茶(ちゃ)　イ 客(きゃく)）

⑪ **映画**
（ア 本(ほん)　イ 画(が)）

⑫ **銀行**
（ア 舗(ほ)　イ 行(こう)）

32 入れ替わったのは何？

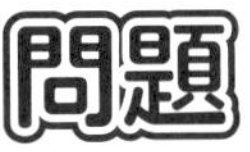

下の絵をよく見てください。よく見たら，このページをめくってください。

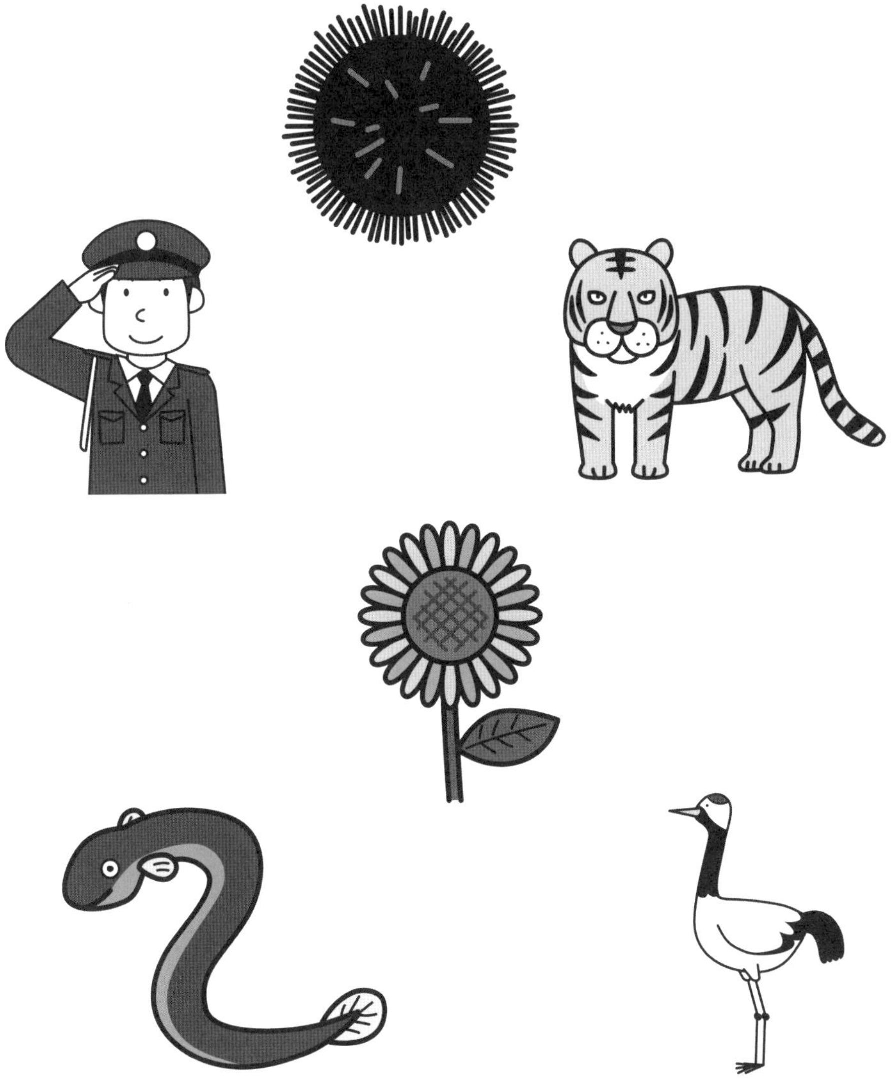

問題　前のページの絵にはなかったキリンとカメがいます。では，入れかわったものは何と何でしょう。答えてください。

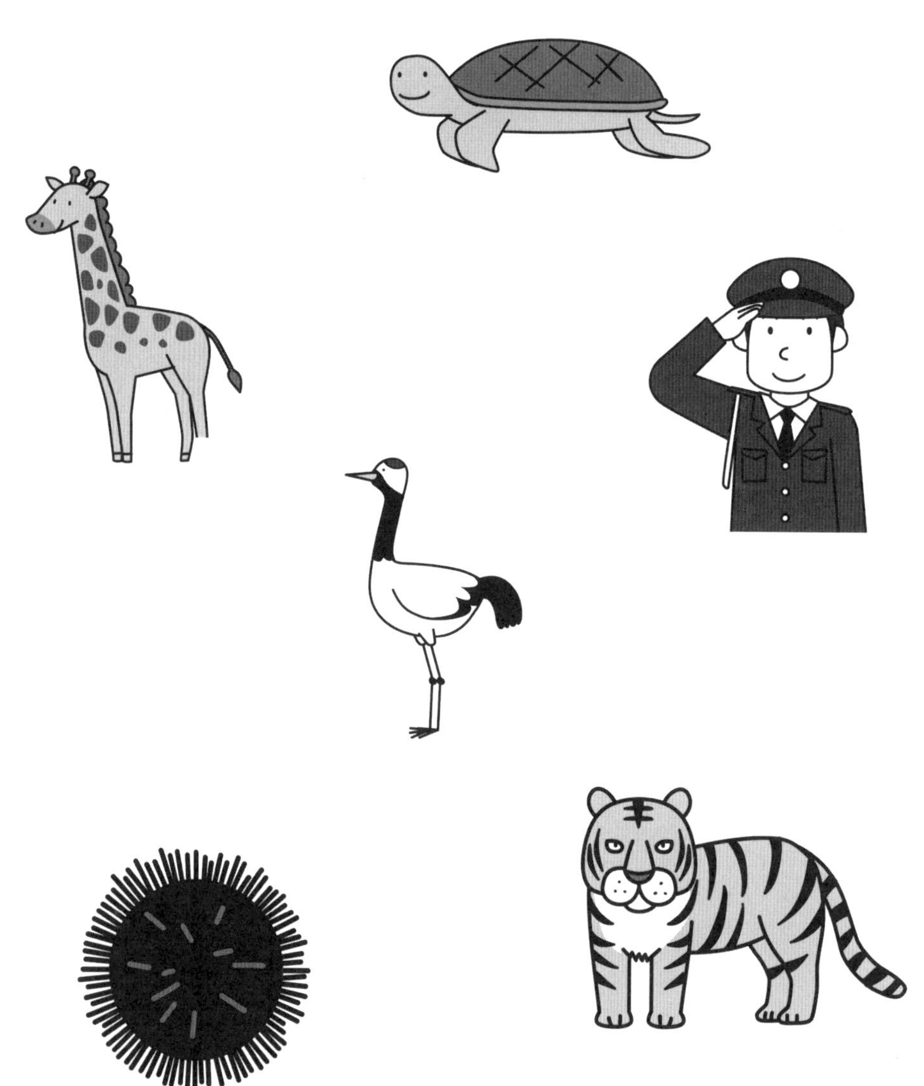

不思議な迷路

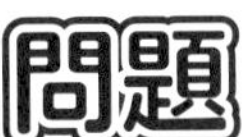

入口が３つで，出口が２つある迷路があります。入口の１つは出口がありません。さあ，あなたは出口にたどり着けますか？

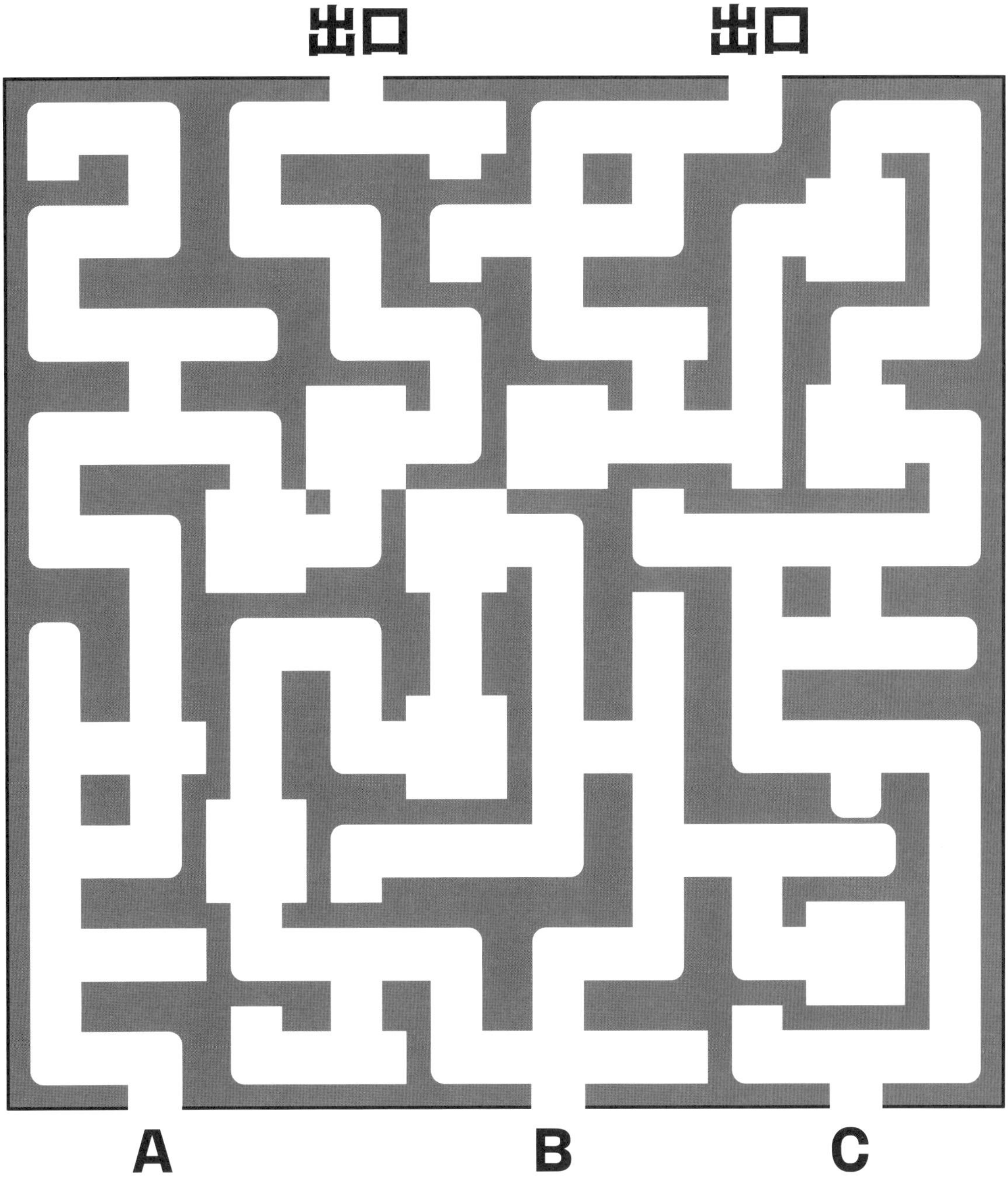

出口　出口

A　B　C

⑤ 正岡子規（まさおかしき）

ア　柿くへば鐘が鳴るなり法隆寺

イ　柿くへば鐘が鳴るなり東大寺

⑥ 小林一茶（こばやしいっさ）

ア　我と来て遊べや親のない鳥

イ　我と来て遊べや親のない雀

⑦ 高浜虚子（たかはまきょし）

ア　流れ行く人参の葉の早さかな

イ　流れ行く大根の葉の早さかな

⑧ 飯田蛇笏（いいだだこつ）

ア　をりとりてはらりとおもきすすきかな

イ　をりとりてはらりとおもきやなぎかな

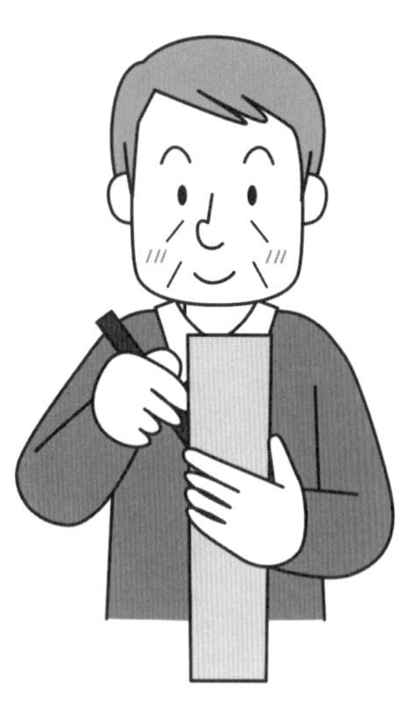

34 有名俳句間違いさがし

問題

俳句が二句ずつペアになっています。間違っているのはどっちでしょう。

①松尾芭蕉（まつおばしょう）

ア　古池や蛙（かわず）飛びこむ水のおと

イ　古池や小亀飛びこむ水のおと

②与謝蕪村（よさぶそん）

ア　菜の花や月は南に日は西に

イ　菜の花や月は東に日は西に

③加賀千代女（かがのちよじょ）

ア　朝顔に釣瓶（つるべ）とられてもらひ（い）水

イ　朝顔に柄杓（ひしゃく）とられてもらひ水

④田捨女（でんすてじょ）

ア　雪の朝二の字二の字の下駄のあと

イ　霜の朝二の字二の字の下駄のあと

35 有名人穴埋めクイズ

問題　戦国時代から現代までの有名人の名前の問題です。空いている□に，正しい字を入れてください。答えは，ア，イから選んでください。

① **遠山の金さんこと，名奉行，遠山金□郎**
（ ア 三　イ 四 ）

② **天下取り目前だった織田□長**
（ ア 信　イ 吉 ）

③ **太平洋を渡った咸臨丸（かんりんまる）艦長の勝海□**
（ ア 州　イ 舟 ）

④ **南極探検をした白□矗（のぶ）**
（ ア 瀬　イ 世 ）

⑤ **俳句を始めた正岡□規**
（ ア 子　イ 貞 ）

⑥ **歌人の与謝野□子**
（ ア 明　イ 晶 ）

⑦ **小説家の樋口一□**
（ ア 蓉　イ 葉 ）

⑧ **「リンゴ追分」を歌った□空ひばり**
（ ア 美　イ 実 ）

36 クロスワードパズル 総合編・上級

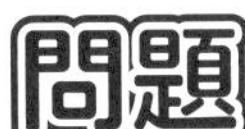

クロスワードパズル総合編上級です。難しい言葉がいくつか入ってきます。わからない場合は，辞書を引いても可です。辞書を引くことも立派な脳トレです。

1	2	3	■	4	5
6			7	■	
	■	8			
9	10			■	
■		■	11	12	
13			■	14	

タテの鍵

1　限られた海の範囲。
2　侍。
3　〇〇〇〇に王道なし。
5　親の考えを押し付け過ぎること。
7　雑然としていかがわしいこと。
10　高いの反対。
12　帰り道。

ヨコの鍵

1　伝統芸能。
4　鮫の別名。
6　大泥棒，〇〇〇〇五右衛門。
8　うわべ。
9　訪問者のための席。
11　毒がある〇〇〇タケ。
13　文明〇〇〇。
14　高くそびえる細長いもの。

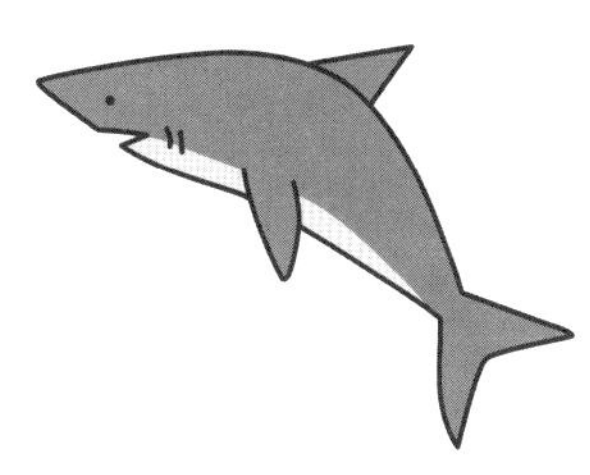

漢字クロスワードパズル上級

問題　下の□の中の漢字を使って，意味が通じるように空いているマスを埋めてください。二度使う漢字が一字あります。上級ですから，少し難しいです。

一		一		■	
■		■			
	限		■		■
		■		道	
	■			■	
出			■		割

場　間　勤　食　無　簿　山
断　定　解　中　外　会　帳
頭　期　毒　所　大　町

38 日本これほんと？○×クイズ

問題　日本の歴史上の意外な事実を○×クイズにしました。お楽しみください。

①　遣隋使(けんずいし)の小野妹子(おののいもこ)は，北京に向かった。○か×か？

②　日本には350年間死刑の無かった時代があった。○か×か？

③　平安時代，貴族はチーズを食べていた。○か×か？

④　カステラは，スペインにあった国の名前だった。○か×か？

⑤　江戸時代，鎖国になってから開国するまで，外国に行った人はいなかった。○か×か？

⑥　江戸時代にピラミッドを見た日本人がいた。○か×か？

⑦　芭蕉は，日本三景の一つ天橋立(あまのはしだて)に行ったことがある。○か×か？

⑧　葛飾北斎(かつしかほくさい)は，90年の生涯の内，一度も引っ越しをしなかった。○か×か？

39 おもしろ漢字道場

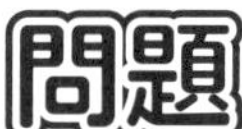

漢字の判じ絵です。ちょっと頭をひねってください。

①

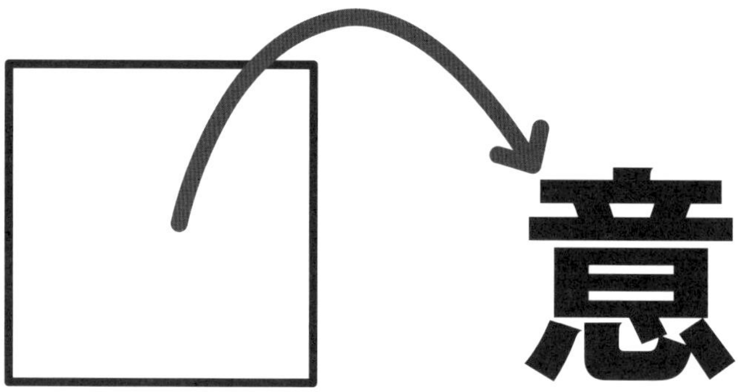

意

②

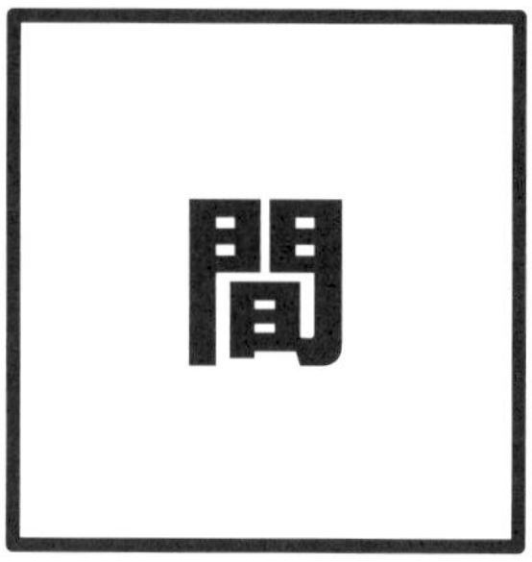

間

③

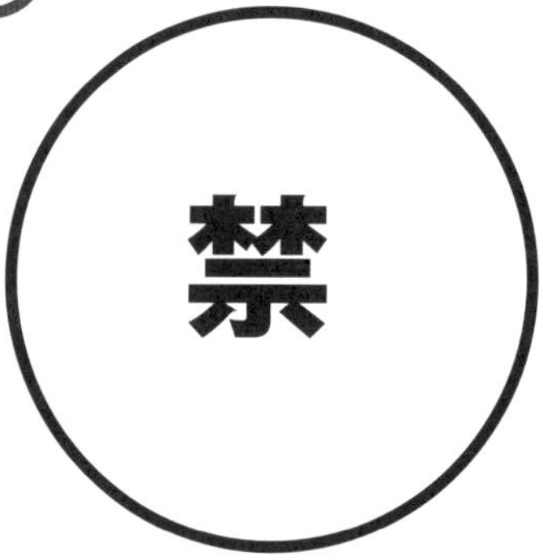

禁

④

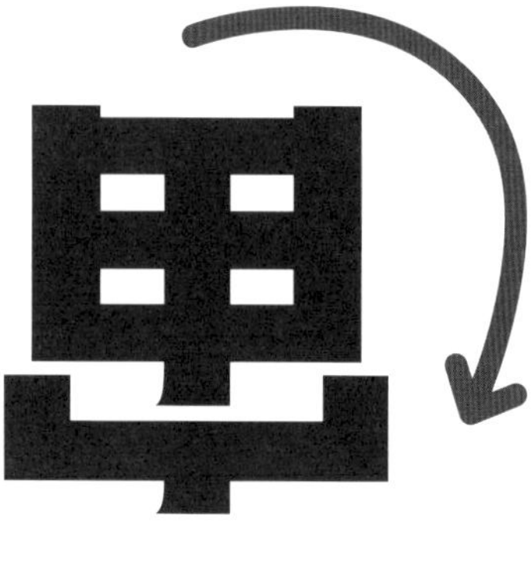

甲

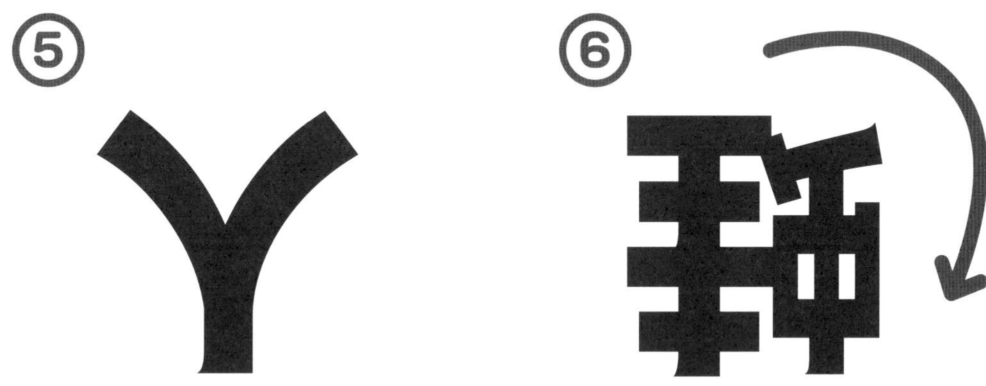

⑦ 古典反゜

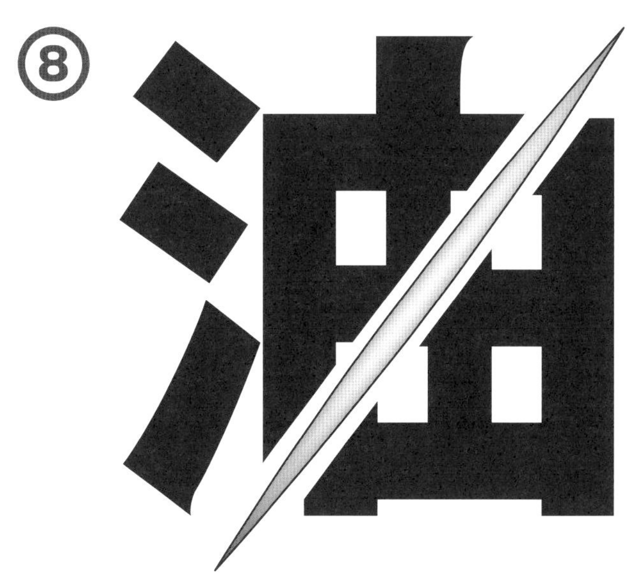

40 日本で初めて○×クイズ

問題　何事にも始まりはあるものです。では，次の日本最初クイズに○×で答えてください。

① 日本で初めての海水浴は，明治時代に始まった。○か×か？

② 日本人が初めて空中を飛んだのは，江戸時代である。○か×か？

③ 日本人が初めて汽車に乗ったのは，江戸時代である。○か×か？

④ 日本で初めて花火を眺めたのは，徳川家康である。○か×か？

⑤ 日本で土用の丑の日にうなぎを食べるようにしたのは，大岡越前の守である。○か×か？

⑥ 日本に初めて伝えられたころの砂糖は，薬だった。○か×か？

⑦ 日本に初めてカボチャを伝えたのは，アメリカ人である。○か×か？

41 記憶力○×遊び

問題　下の絵をよく見て，大丈夫だと思ったら，次のページを見てクイズに答えてください。記憶力を鍛える遊びです。

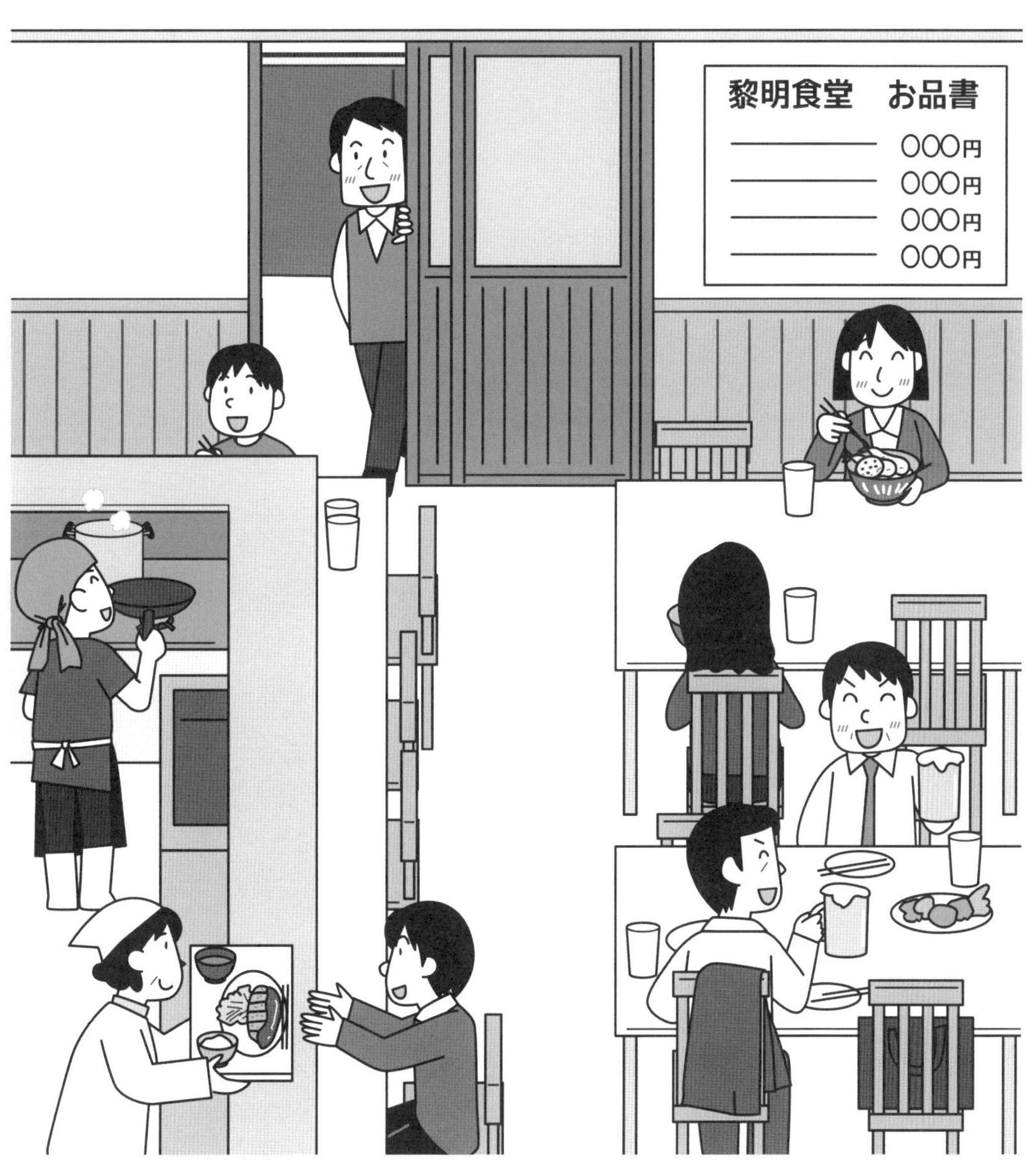

問題　前のページの絵を思い出しながら，次の問題に○か×かで答えてください。

①　ビールはありましたか？

②　トンカツはありましたか？

③　カレーライスはありましたか？

④　きつねうどんはありましたか？

⑤　人は全部で７人でしたか？

⑥　丼ものはありましたか？

⑦　食堂の名前は黎明食堂でしたか？

42 地獄耳遊び

問題 下の文章を自分で読んでも結構です。また，誰かに読んでもらっても結構です。読んだり，聞いたりすることがすんだら，次のページの○×問題に答えてください。

①「今朝の花子さんの朝食は，パンと目玉焼きと紅茶でした。パンにはバターを塗って，蜂蜜をたっぷりつけました。紅茶には，レモンを加えました。そして，最後はヨーグルトです。小鳥のさえずりを聞きながらの優雅な朝食でした。」

②「太郎さんは，ウルトラサマー宝くじの１等賞を当てました。賞金５億円です。使い道はすでに決まっていました。まず１億円で宇宙旅行。次に２億円で，孫子を連れて世界一周豪華客船クルーズ。次に１億円で，バリ島に別荘購入。次は，自伝を書いて友人・知人に配るのだそうです。費用は，1000 万。残り 9000 万円をどうするかですが，銀行に預金との答えでした。」

③「花子さんは，久しぶりに海外旅行に行こうと計画しています。候補地は，ハワイ，バリ，シンガポールです。来年の２月の予定です。寒い日本からの脱出です。でも，トルコやギリシャもいいかなと思っています。いやそれとも，イタリアやスペインかと，迷い始めています。迷っているうちに１年がすぎそうです。」

問題　前のページの会話を思い出しながら，次の問題に○か×かで答えてください。

①「今朝の花子さんの朝食」

ア　花子さんは，目玉焼きでなく，ゆで卵を食べた。○か×か？

イ　花子さんは，紅茶にレモンを加えた。○か×か？

ウ　花子さんは，パンに蜂蜜でなく，イチゴジャムをつけた。○か×か？

②「太郎さんの宝くじ」

ア　太郎さんが当たったのは，マンモスサマー宝くじだった。○か×か？

イ　太郎さんは，最後に残った１億円を銀行に預けるつもりである。

ウ　太郎さんの最初の賞金の使い道は，宇宙旅行である。○か×か？

③「花子さんの海外旅行」

ア　花子さんは，結局ギリシャに行くことにした。○か×か？

イ　花子さんは，どこへ行くか決められずにいる。○か×か？

ウ　花子さんは，タイも候補に挙げている。○か×か？

43 ことである○×クイズ

問題　よく聞く言葉でも，どういう意味か聞かれると分からないことが多いものです。そんな言葉を○×クイズにしました。笑ってください。

① 「お家芸（いえげい）」とは，雨の日，お家（うち）の中で楽しむ芸事のことである。○か×か？

② 「上天気」とは，とても素晴らしい天気のことである。○か×か？

③ 「親の欲目」とは，親の欲深な目つきのことである。○か×か？

④ 「耳にたこができる」とは，同じ話ばかり聞いていたので，いやになることである。○か×か？

⑤ 「首を長くして待つ」とは，お化け屋敷で，ろくろっくびが出番を待っている姿から来た言葉である。○か×か？

⑥ 「穴があったら入りたい」とは，あまりに恥ずかしいので，すぐにでも姿を隠したいということである。○か×か？

⑦ 「悪運が強い」とは，あまりに運が悪く，どうしようもないことである。○か×か？

44 敷き詰め遊び

問題　Aさんは，庭に敷石を敷いています。どのような敷石をはめ込んだらよいでしょう。ア，イから選んでください。コピーして，ハサミで切ってもOKです。ただし，裏返してはいけません。

①

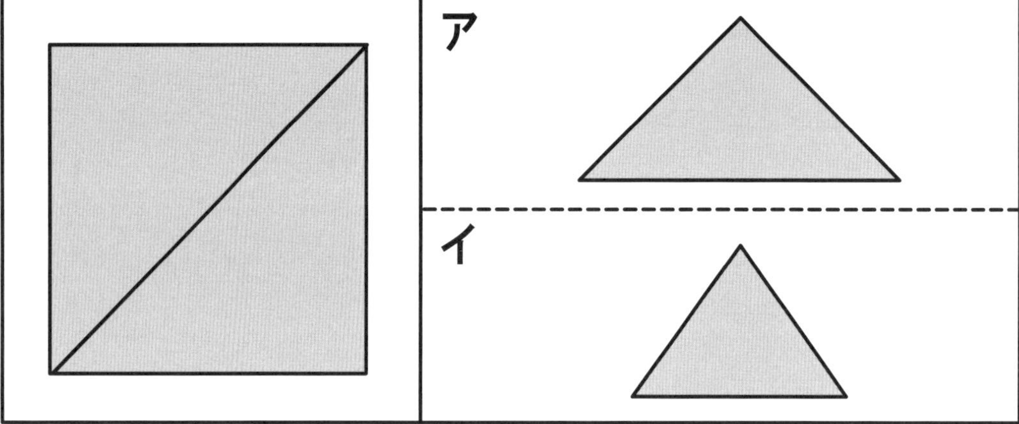

②

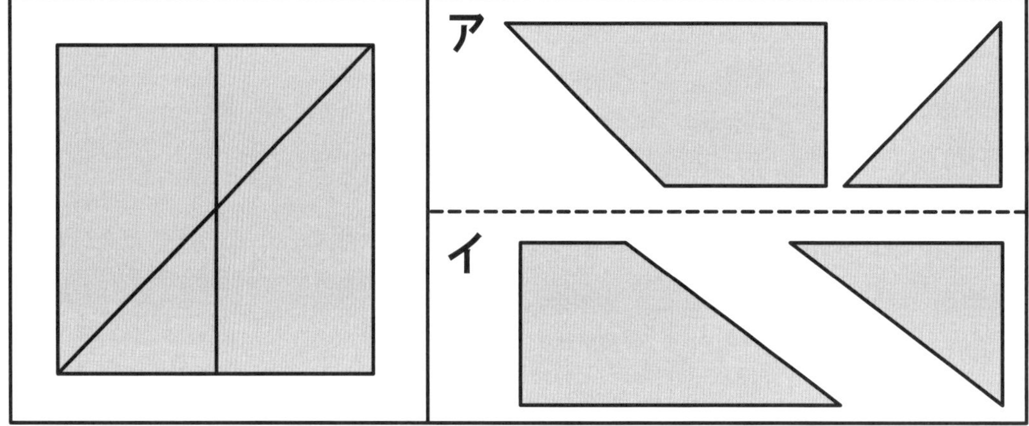

③

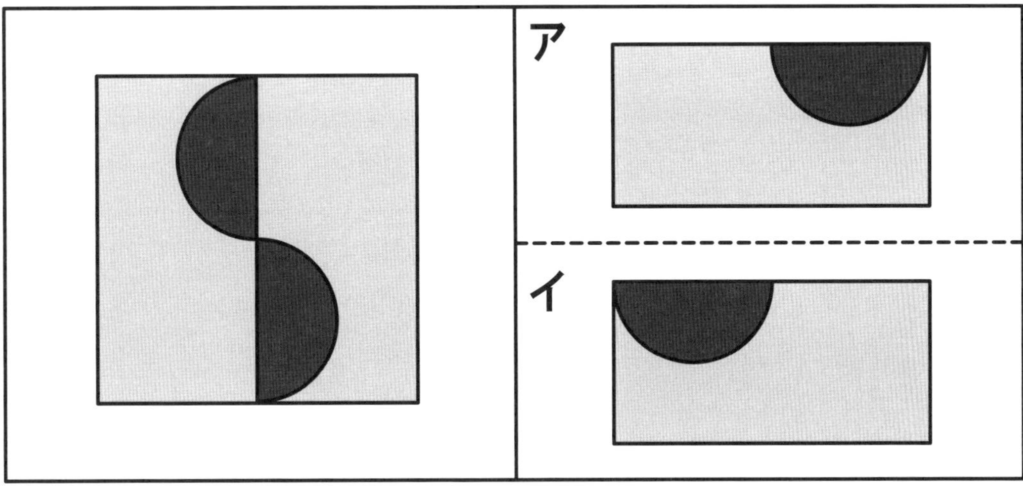

④

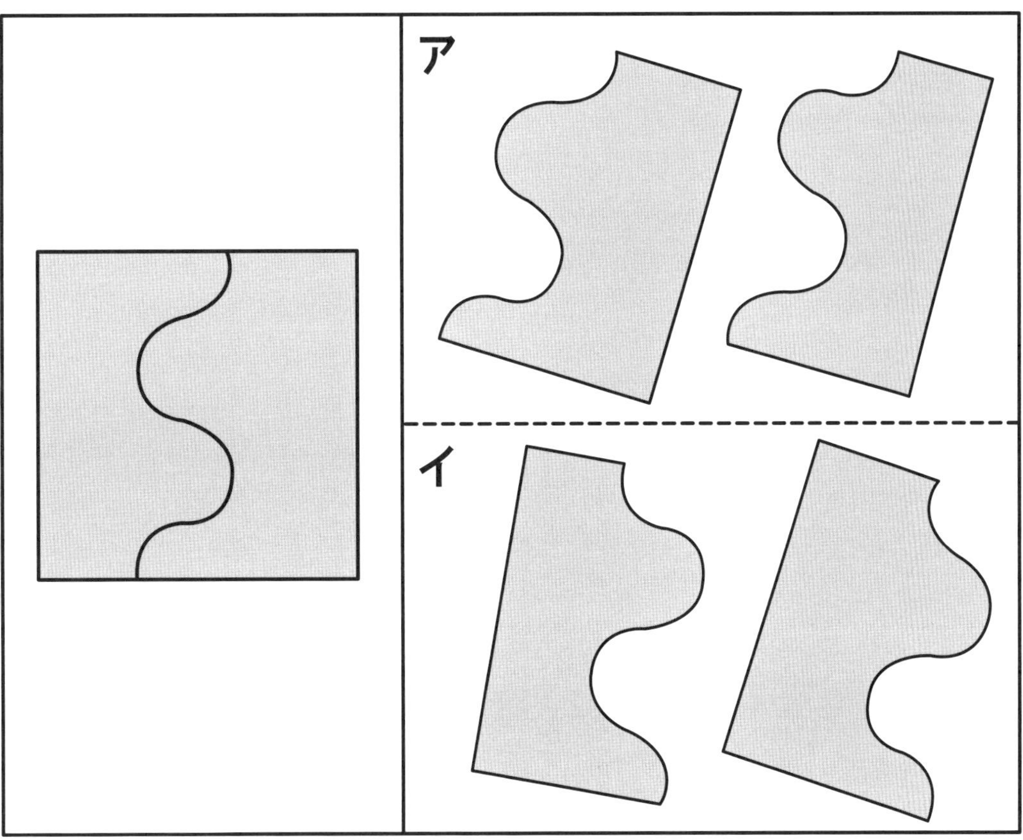

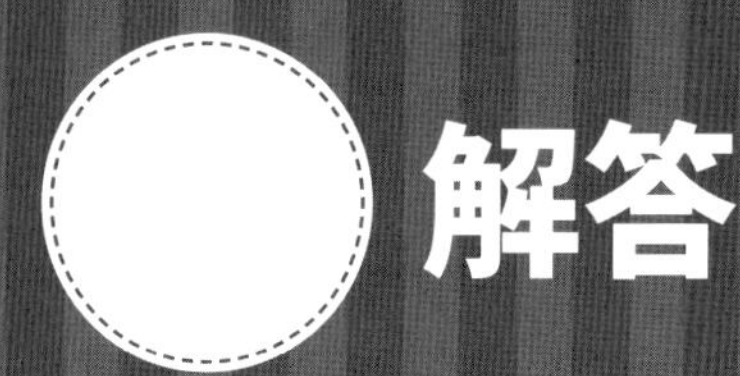

解答

1 街に間違いさがしに行こう 6

①ドアがない　②ザル→サル，フタ→ブタ　③フォークが添えられている　④広告の時計の文字盤が１～13になっている。　⑤ショートケーキとモンブランが入れ替わっている。

2 もじもじ間違い探し 似たもの漢字傑作編① 8

①
各各各各各各各各各各
各各名各各各各各各各
各各各各各各各各各各
各各各各各各各各各各
各各各各各各各各各各
各各各各各各各各各各
各各各各各各各各各各

②
来来来来来来来来来来
来来来来来来来来来来
来来来来来来来来来来
来米来来来来来来来来
来来来来来来来来来来
来来来来来来来来来来
来来来来来来来来来来

③
塵塵塵塵塵塵塵塵塵塵
塵塵塵塵塵塵塵塵塵塵
塵塵塵塵塵塵鹿塵塵塵
塵塵塵塵塵塵塵塵塵塵
塵塵塵塵塵塵塵塵塵塵
塵塵塵塵塵塵塵塵塵塵
塵塵塵塵塵塵塵塵塵塵

④
三三三三三三三三三三
三三三三三三三三三三
三三三三三三三三三三
三三三三三三三三三三
三三三三三三三三三三
三三三三三三二三三三
三三三三三三三三三三

3 日本と世界の〇×クイズ 9

①〇　②×（１番は中国。インドは２番。2023年にはインドが中国を上回ると予測されている。）　③×（一番はカスピ海。550倍）
④〇　⑤〇（沖ノ鳥島）　⑥〇（バチカン市国，サンマリノ）
⑦×（明治２年完成）　⑧〇　⑨〇

4春の公園，間違い探し 10

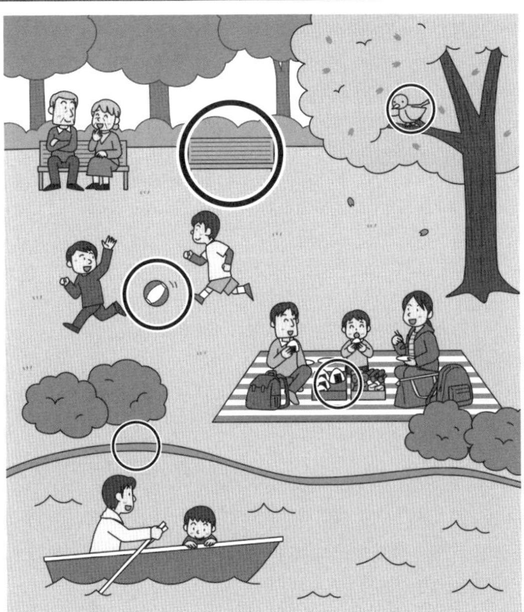

①ベンチ
②ボール
③おにぎりの数
④鳥
⑤池の形

5もじもじ間違いさがし 似たもの漢字傑作編② 12

①
彼彼彼彼彼彼彼彼彼彼
彼彼彼彼彼彼彼彼彼彼
彼彼彼彼彼波彼彼彼彼
彼彼彼彼彼彼彼彼彼彼
彼彼彼彼彼彼彼彼彼彼
彼彼彼彼彼彼彼彼彼彼
彼彼彼彼彼彼彼彼彼彼

②
東東東東東東東東東東
東東東東東東東東東東
東東東東東東東東東東
東東東東東東東東東東
東東東東東東束東東東
東東東東東東東東東東
東東東東東東東東東東

③
販販販販販販販販販販
販販販販販販販販販販
販販販販販販販販販販
販販販販販販販販販販
販販服販販販販販販販
販販販販販販販販販販
販販販販販販販販販販

④
予予予予予予予予予予
予予予予予予予予予予
予予予予予予予予予予
予予予予予予予予矛予
予予予予予予予予予予
予予予予予予予予予予
予予予予予予予予予予

6漢字で書くとどうなるか？ ○×クイズ 13

①○　②×（大問題）　③×（専門家）　④○　⑤×（入学試験）　⑥○
⑦○　⑧×（ご機嫌よう）　⑨○　⑩○

7お笑い判じ絵 14

①高（鷹）笑い　②忍び笑い　③福（服）笑い

④苦笑い（濁点のついたカニでガニ，反対なのでニガ）

8おなじグループ探し 15

④と⑥

9この漢字はどう読むか？ 二択クイズ 16

①イ　②ア　③イ　④ア　⑤イ　⑥ア　⑦ア　⑧イ　⑨ア　⑩ア

10歴史どっちクイズ 17

①豊臣秀吉　②空海　③縄文時代　④八百比丘尼(800 年。宿禰は 330 年)

⑤平賀源内　⑥清少納言（『枕草子』に記載あり）　⑦菅原道真　⑧徳川光圀

⑨日蓮（島流しになった）

11 線引き遊び 18

どんぐりは全部で 24 個あるので，6個になるように分けてあれば正解。

12 雪の日の重要文化財落書き事件 19

(推理例）Bは，雪が降り止むと，竹馬に乗ってAさんの土蔵まで行きました。そこで竹馬を降り，髑髏のマークを書いたのです。土蔵の庇で，ここだけは雪が積もっていませんでした。書き終わったらまた竹馬に乗って，我が家まで引き返したのです。Bは，雪がまた降って，小さな穴など消してくれるとおもったのです。あいにく，雪は上がってしまいました。竹馬の丸い穴は，Bの家まで続いていました。竹馬は，物置から発見されました。Bは，お金持ちのAさんを妬んだのです。

13 この図形どっちが大きいか？ 20

①A　②B　③A

14 クロスワードパズル総合編・初級 21

1 ハ	ガ	2 キ	■	3 カ
イ	■	4 シ	5 チ	ヤ
6 シ	7 タ	■	コ	■
8 ヤ	エ	9 ザ	ク	10 ラ
■	11 マ	ル	■	ン

＊ハタチ（二十歳）

15 漢字クロスワードパズル初級 22

有	名	観	光	地
刺	■	察	■	理
鉄	道	■	無	学
線	路	工	事	■
■	網	■	故	障

16 有名四字熟語○×クイズ 23

①×（絶体絶命）　②○　③×（危機一髪）　④×（支離滅裂）　⑤○
⑥○　⑦×（快刀乱麻）　⑧○　⑨○　⑩×（一心不乱）

17 面白どっちクイズ 24

①ダイヤ　②パン　③昨日　④猫　⑤鯛（タイ）　⑥オーストラリア
⑦東久留米市　⑧キリン　⑨ワニ　⑩イカ　⑪サメ

18 有名三字熟語〇×クイズ 25

①〇　②〇　③×（色眼鏡）　④〇　⑤〇　⑥×（山茶花（さざんか））　⑦×（太公望（たいこうぼう））
⑧〇　⑨×（相合傘）　⑩〇

19 十字二字熟語パズル 26

①金　②銀　③中　④定　⑤母　⑥石　⑦事　⑧学　⑨人　⑩水

20 二文字言葉パズル 28

（解答例）①ケ　②チ　③ミ　④ク　⑤マ　⑥シ　⑦キ　⑧ル

21 面白どっちクイズ② 29

①なべ　②奈良　③カメラ　④金　⑤ついたりともったり　⑥海
⑦きつねうどん　⑧北名古屋市　⑨電車　⑩パリ

22 かんたん漢字クイズ 30

①イ　②ア　③イ　④ア　⑤ア　⑥イ　⑦イ　⑧ア　⑨ア　⑩イ　⑪イ

23 私は誰でしょう 32

（解答例）①掃除機　②引き出し　③下駄　④窓　⑤新聞紙　⑥うちわ
⑦えんぴつ　⑧メガネ　⑨マスク　⑩かさ　⑪かざぐるま

24 言い間違いクイズ 34

①鼻長々→鼻高々　②よいトンビ→よいコンビ
③とんびもない→とんでもない　④まいまいしい→いまいましい
⑤でんでんだいこ→てんてこまい　⑥掘り出し物には福→残り物には福
⑦いいゆかげん→いいかげん　⑧耳がかゆい→耳がいたい

25 面白どっちクイズ③ 35

①鳥　②どんぶり　③電車　④天丼　⑤ぼたもち　⑥パー　⑦冬至
⑧イルカ　⑨森　⑩蜘蛛

26 点つなぎを楽しもう① 36

27 点つなぎを楽しもう② 37

26 の答え：キリン　　　　27 の答え：タンポポ

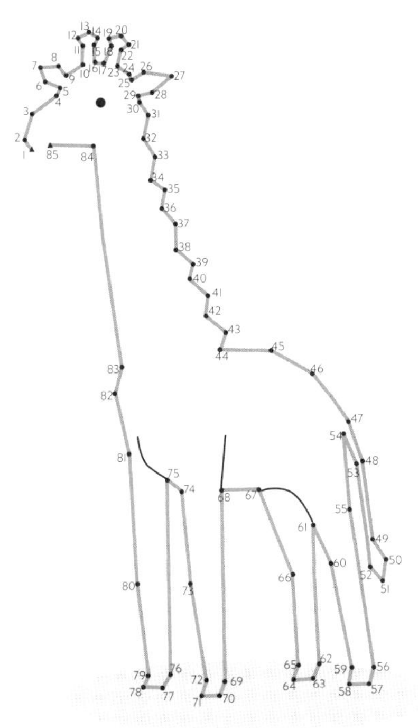

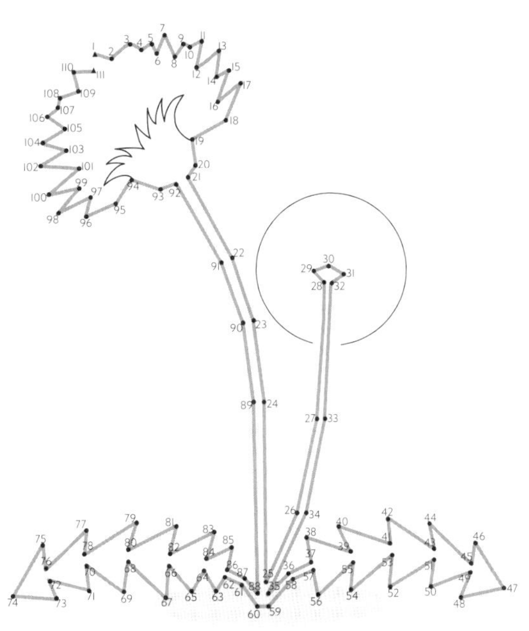

28 三字熟語十字パズル 38

①産　②見　③中　④援　⑤時　⑥物　⑦婚　⑧平　⑨日　⑩海

29 おなじもの探し① 40

オ，キ

30 おなじもの探し② 41

ア，カ

31 入道雲の数え方は？ 42

①ア　②イ　③ア　④ア　⑤イ　⑥ア

⑦イ　⑧ア　⑨イ　⑩イ　⑪ア　⑫イ

32 入れ替わったのは何？ 43

ウナギ，ひまわり

33 不思議な迷路 45

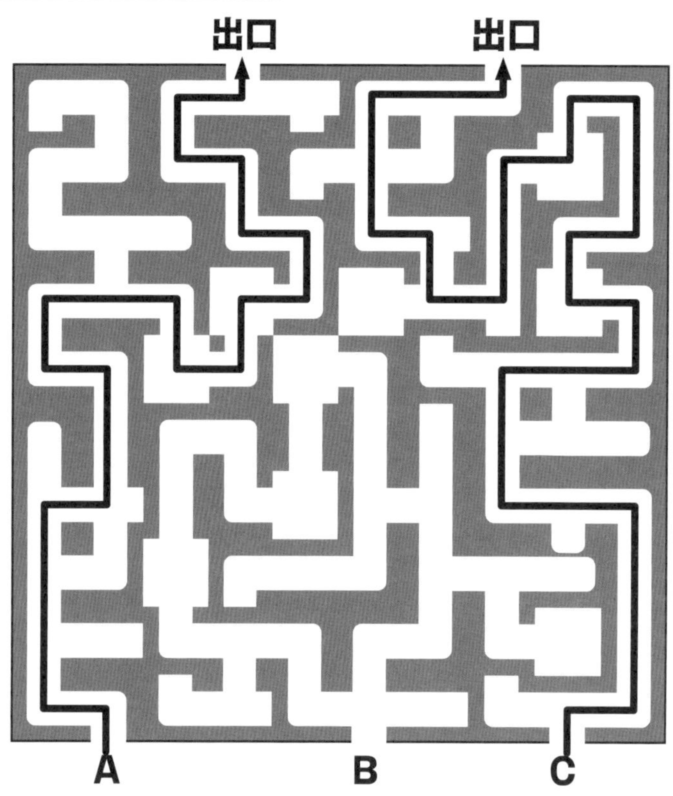

34 有名俳句間違いさがし 47

①イ　②ア　③イ　④イ　⑤イ　⑥ア　⑦ア　⑧イ

35 有名人穴埋めクイズ 48

①イ　②ア　③イ　④ア　⑤ア　⑥イ　⑦イ　⑧ア

36 クロスワードパズル総合編・上級 49

1 カ	2 ブ	3 キ	■	4 フ	5 カ
6 イ	シ	カ	7 ワ	■	カ
イ	■	8 ガ	イ	ケ	ン
9 キ	10 ヤ	ク	ザ	■	シ
■	ス	■	11 ツ	12 キ	ヨ
13 カ	イ	カ	■	14 ト	ウ

37 漢字クロスワードパズル上級 50

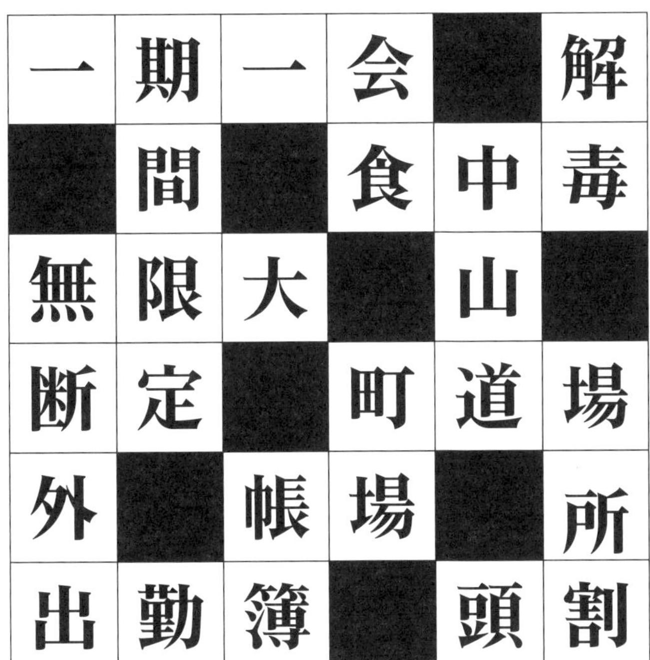

一	期	一	会	■	解
■	間	■	食	中	毒
無	限	大	■	山	■
断	定	■	町	道	場
外	■	帳	場	■	所
出	勤	簿	■	頭	割

38 日本これほんと？○×クイズ 51

①×（長安）　②○（平安時代）　③○（蘇）　④○（カスティーリャ王国から。

諸説あり）⑤×（漂流民の大黒屋光太夫や間宮林蔵などがいる） ⑥○（1864年，第二次幕末遣欧使節団が見た） ⑦×（句碑はあるが行ったことはない） ⑧×（93回）

39 おもしろ漢字道場 52

①意外 ②仲間（なか間） ③禁煙（禁円） ④宙返り ⑤逆立ち ⑥ひっくりかえる ⑦こてんぱん ⑧油断

40 日本で初めて○×クイズ 54

①○ ②○（1785年，岡山の浮田幸吉）
③○（ジョン万次郎がアメリカで乗った） ④○
⑤×（江戸時代中期，平賀源内によって） ⑥○
⑦×（戦国時代，ポルトガル人によって）

41 記憶力○×遊び 55

①○ ②○ ③× ④× ⑤×（9人） ⑥○ ⑦○

42 地獄耳遊び 57

①ア× イ○ ウ× ②ア× イ× ウ○ ③ア× イ○ ウ×

43 ことである○×クイズ 59

①×（その人の最も得意なこと） ②○ ③×（わが子が実際以上によい子に見えること） ④○ ⑤×（期待して待つこと） ⑥○ ⑦×（悪いことをしても報いを受けないほど強い運を持つこと）

44 敷き詰め遊び 60

①ア ②ア ③イ ④ア

●編者紹介

脳トレーニング研究会

知的好奇心を満たし，知的教養を高めるクイズ，脳トレーニング効果のある楽しいクイズを日夜，研究・開発している研究会。

おもな著書

『シニアのクイズ＆動物パズル・クイズで楽しく脳トレ』
『シニアのクイズ＆都道府県パズルで楽しく脳トレ』
『シニアのクイズ＆一筆書きで楽しく脳トレ』
『シニアのクイズ＆二・三・四・五字熟語パズルで楽しく脳トレ』
『シニアのクイズ＆クロスワードパズルで楽しく脳トレ』
『シニアのクイズ＆言葉パズル・遊びで楽しく脳トレ』
『シニアのクイズ＆間違いさがしで楽しく脳トレ』
『シニアのクイズ＆パズルで楽しく脳トレ』
『バラエティクイズ＆ぬり絵で脳トレーニング』
『シニアのための記憶力遊び＆とんち・言葉クイズ』
『シニアのための記憶力遊び＆脳トレクイズ』
『シニアのための笑ってできる生活力向上クイズ＆脳トレ遊び』
『シニアの脳を鍛える 教養アップクイズ＆記憶力向上遊び』
『コピーして使えるシニアのとんち判じ絵＆知的おもしろクイズ』
『シニアが毎日楽しくできる週間脳トレ遊び―癒やしのマンダラ付き―』
『シニアの面白脳トレーニング222』
『クイズで覚える日本の二十四節気＆七十二候』
『クイズで覚える難読漢字＆漢字を楽しむ一筆メール』
『コピーして使えるシニアの漢字で脳トレーニング』
『コピーして使えるシニアの脳トレーニング遊び』
『コピーして使えるシニアのクイズ絵＆言葉遊び・記憶遊び』
『コピーして使えるシニアの語彙力＆言葉遊び・漢字クイズ』
『コピーして使えるシニアの漢字トレーニングクイズ』
『コピーして使えるシニアの漢字なぞなぞ＆クイズ』
(以上，黎明書房刊)

イラスト：さややん。

シニアの定番クイズ＆2択・3択・○×クイズで楽しく脳トレ

2023年2月1日　初版発行

編　者　脳トレーニング研究会
発行者　武馬久仁裕
印　刷　株式会社太洋社
製　本　株式会社太洋社

発行所　株式会社 黎明書房

〒460-0002　名古屋市中区丸の内3-6-27　EBSビル
☎052-962-3045　FAX052-951-9065　振替・00880-1-59001
〒101-0047　東京連絡所・千代田区内神田1-12-12 美土代ビル6階
☎03-3268-3470

落丁・乱丁本はお取替します。　ISBN978-4-654-05880-8